스포츠 마사지와 활정술의 모든 것

손쉽고 재미있게 배우는

스포츠마사지

완전판

김 공 이기세 장동수 공선택 김형준
정운민 이창섭 유진안 이용완 노미원
서범상 이상일 표윤화

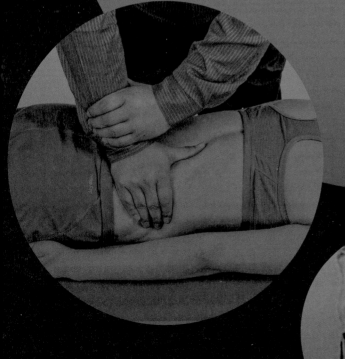

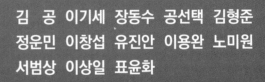

대경북스

손쉽고 재미있게 배우는 스포츠마사지 [완전판]

1판 1쇄 인쇄 2025년 2월 26일
1판 1쇄 발행 2025년 3월 5일

발행인 김영대
펴낸 곳 대경북스
등록번호 제 1-1003호
주소 서울시 강동구 천중로42길 45(길동 379-15) 2F
전화 (02) 485-1988, 485-2586~87
팩스 (02) 485-1488
홈페이지 http://www.dkbooks.co.kr
e-mail dkbooks@chol.com

ISBN 979-11-7168-079-5 03690

머 리 말

시술자와 피술자의 살과 살, 숨과 숨이 하나가 되어 완성되는 것이 마사지다. 오랜 역사를 가지고 있는 마사지 기술은 미용, 의료, 스포츠 현장에서 각각의 목적에 따라 다양하게 실시되고 있지만, 이 책에서는 스포츠 현장에서 상해예방, 경기력 향상, 피로회복 등의 목적을 두고 실시되는 스포츠 마사지를 위주로 설명하였다.

최근 스포츠 마사지는 엘리트 스포츠 경기뿐만 아니라, 클럽대항이나 생활체육 현장, 그리고 일상생활의 여러 곳에서 남녀노소를 구분하지 않고 다양한 연령층을 대상으로 실시되고 있다. 이처럼 스포츠 마사지는 일상생활에서 뿌리 깊게 보급되어 있지만, 스포츠마사지 시술 시 지켜야할 원칙을 숙지하고 있어야 하며 정확한 테크닉으로 시술하여야 한다.

본 서에서는 어느 누구라도 쉽게 스포츠 마사지를 배워 사용할 수 있도록 정확한 기술로 정확한 부위에 시술할 수 있도록 기술하였으며, 실전에서 많이 사용되는 기술에 초점을 두어 집필하였다. 또한 후반부에는 근육의 긴장과 피로감을 빨리 회복할 수 있도록 하기 위하여 고안된 근육 자극 운동방법의 하나인 활정술을 소개하고 있다. 활정술은 근육을 뼈에 이어주는 '힘줄'과 뼈와 뼈를 고정해주는 '인대'를 발로 자극하여 관절의 가동범위 확장 및 정상적인 활동을 촉진시켜주는 운동법으로, 보다 더 체계적이고 효과적으로 자신의 몸을 스스로 관리할 수 있도록 하기 위해 고안된 기법이다. 이 책이 건강 유지 및 증진, 바른자세 유지, 키 성장, 만성피로 회복에 관심이 있는 많은 분들께 도움이 되기를 바란다.

여러 가지로 부족함에도 불구하고 몇 번의 개정을 거쳐 이렇게 완전판을 내어놓게 되었다. 아무쪼록 본 서가 학생들과 스포츠 마사지 전공자들, 그리고 건강과 운동에 관심을 가진 모은 분들께 보탬이 되기를 바라며, 부족한 부분은 지속적으로 수정·보안할 것을 약속드린다.

본 서가 나오기까지 함께 고생해주신 연구진과 모델, 그리고 도움을 주신 모든 분들께 감사드린다.

2025년 2월

저자 일동

차　례

제1부 마사지의 역사와 분류

제2부 스포츠마사지의 개요

제3부 스포츠마사지의 효과

제4부 스포츠마사지의 기본기술

제5부 부위별 스포츠마사지 테크닉

제6부 활정술 이론편

제7부 활정술 실기편

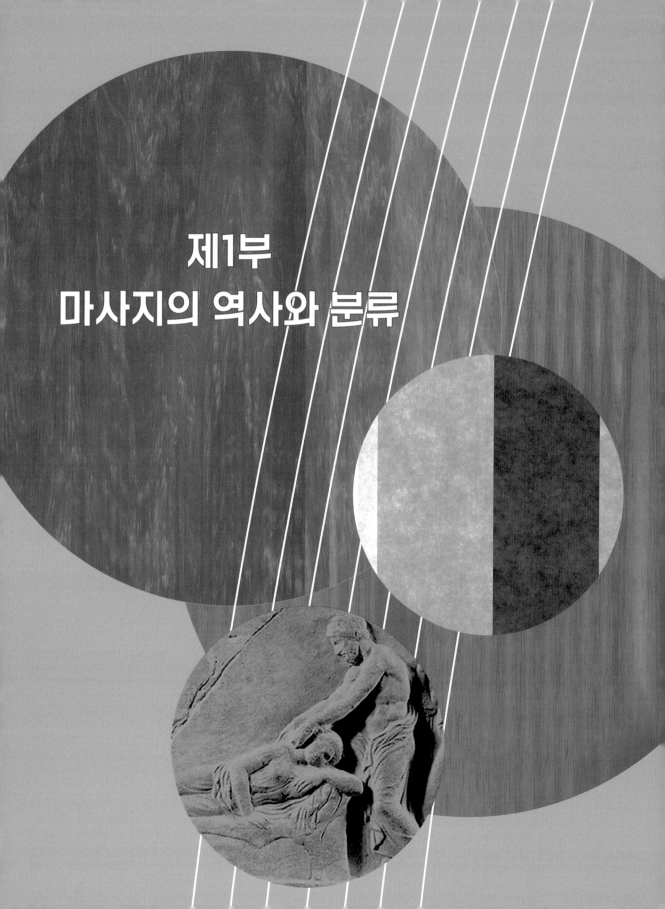

제1부
마사지의 역사와 분류

1. 마사지의 어원

'마사지(massage)'라는 용어의 어원은 '두드리다, 어루만지다'라는 뜻의 아랍어 massa, '손'이라는 뜻의 라틴어 manus, '주무르다'라는 뜻의 그리스어 massin 등에서 유래하였다.

오늘날의 마사지라는 용어는 치료와 운동수행능력 향상을 목적으로 하는 지압·안마 등의 수기요법을 통칭하는 말이다. 이것은 프랑스어의 masser에서 유래되었는데, 2세기 전 중국의 한방의학 서적을 프랑스어로 번역한 《The Cong-Fou of the Tao-Tse》라는 책에서 사용되었다. 이 책에서 소개한 마사지 용어는 쓰다듬기 : effleurage(경찰), 주무르기 : petrissage(유념), 두드리기 : tapotement(고타), 비벼 문지르기 : friction(강찰), 흔들기 : vibration(진동)등이다.

2. 마사지의 역사

1) 고대 중국

고대 중국의 의학서적은 공중위생과 건강증진을 포함한 일반적 치료법뿐만 아니라, 체조·식이요법·마사지·수치료·태양열(일광욕) 치료 등을 망라한 문헌 유산이다. 약 천 년 전에 쓰여진 《내경(內經)》과 약 2천 년 이전에 쓰여졌다고 하는 《도인(導引)》에는 "인체는 두려움의 작용 하에 신경과 혈관에 마개가 씌워졌으며, 그로 인해 신체는 마비되어 버린다. 그러나 그것은 마사지에 의해서 치유될 수 있다."
라고 쓰여져 있다. 또 중국의 학자 조원방(趙遠方)은 치료체조와 호흡운동도 이와
같은 맥락에서 논하였다.

동양의 안마법은 '도인안교(導引按矯)'로서 도교(道敎)의 교의에 의한 일종의 심신단련
법으로 전해오고 있다. 이것은 "대기를 이끌어 체내에 끌어넣어 깊이 호흡하고 마음
을 가다듬고 욕망을 다스린다."는 것을 주안점으로 하는 것이다.

자강술(自彊術 : 좌공법)은 신진대사를 활발히 하고, 신체를 단련해 심신을 명랑하게
하여 불로장수의 선경에 도달하기 위한 호흡운동법이다.

고대 중국의 의사 화타는 도인(導引 : 근육과 뼈를 움직여 관절을 움직이는 것)의 기술, 즉 오금
의 기술(五禽術)과 오래 전부터 도인(道人)들이 하던 허리를 쭉뻗어 여러 관절을 움직
이기 등에 의해 불로장수를 기원했다. 특히 오금의 기술은 오금희(五禽戲)로 이름붙
여진 것처럼 호랑이, 사슴, 곰, 원숭이, 새의 움직임에 맞추어 질병을 제거하고 족
압을 이용해 도인하는 것이다.

몸상태에 변화가 있으면 일어서서 특정한 짐승 모습을 흉내내 동작을 함으로써
땀을 내고, 끝난 후 물을 끼얹으면 신체가 가벼워지고 금방 식욕이 일게 된다. 매일
이것을 반복하면 90세를 넘어서도 귀·눈이 노화되지 않고, 이빨이 견고하다고 하
였다. 5종의 짐승뿐만 아니라 다른 동물의 행위를 흉내내어 자동운동을 하여 순환
기능을 향상시키고 호흡운동을 활발히 하면 신진대사가 왕성해진다고 하였다.

2) 고대 인도

고대 인도는 역사연구의 전범이 되고 있는《Code of Manu》(마누법전)과 기원전 9
세기부터 3세기까지 만들어진《아유르벳 비문》(BC 900~300)에는 "150명 이상의 급
성질환을 가진 사람들, 그 사람들과 치료체조, 마사지 방법 특히 경찰법·압박법·고
타법이 묘사되어 있다.

인도인들은 성스러운 갠지스강의 점토가 치료에 효능이 있다고 믿었기 때문에 강의 서안에 있는 절 등지에서 치료를 실시했는데, 그 과정에서 마사지도 발달한 것으로 보인다.

3) 고대 이집트

이집트는 인도, 중국과 함께 인류문명의 발상지로서 세계 문화사에 공헌하고 있으며, 의술은 약 4,000년 전부터 생겨났다. 고대 이집트의 의학지식의 전형적 근거는 피라미드와 석관, 건조물의 비문, 파피루스에 쓰여진 상형문자의 귀중한 문장 등이다. 여기에는 이집트인에 만연했던 다양한 병과 치료법이 기술되어 있다. 당시의 이집트인은 복잡한 약을 이용했을 뿐만 아니라, 수치료와 마사지도 병행했다. 1841년 이집트 군장의 석관에서 나온 파피루스에는 발에 시술하던 경찰법이 기술되어 있다.

4) 고대 그리스

고대 그리스에서 유명한 것은 욕장에서 신체에 기름과 도포체를 바르고 마사지하는 그림이다. 이집트로부터 고대문화를 꽃피운 헬라스(고대 그리스의 국명)에 입국한 시인 호머는 "치루체야가 욕탕에서 오디세이아의 신체에 기름과 도포제를 바르고…"라고 당시의 상황을 노래하고 있다. 이것은 욕탕이 신체 트레이닝과 밀접한 관계를 가지고 있었다는 사실을 입증하는 것이다.

그리스의 의사 헤로디고, 히포크라테스, 데모크리토스 등은 '건전한 정신과 건전한 신체에 대하여' 말하고, 마사지를 스포츠에 이용하는 생리적 의의를 강조하였다. 또한 히포크라테스는 "특히 의사는 마사지에 관한 많은 경험을 쌓지 않으면 안 된다."라고 하였다.

5) 고대 로마

고대 로마의 마사지를 보면 그리스 국적을 가진 의사 아스구레피아토(*기원전 2세기 말부터 1세기*)가 음식에 관련된 문제와 유념법·경찰법을 권장하였고 한다. 또한 로마의 작가 프소니는 건조 마사지, 기름을 이용한 마사지, 단·장기간 마사지 등을 권하였고, 특히 진동법을 이용했다.

한편 서기 1세기 전반 페루가무 검투사 학교의 쿠라후디 카렌(*서기 131~201년*)은 로마의 마사지를 9종류로 나누었다. 한편 후기의 그리스인들과 같이 로마인들도 마사지를 자국의 체육 체계와 군대 훈련에 넣고 있었다. 플루타크는 2세기경 그리스의 걸출했던 정치가와 군인들 생애를 그린 이야기 속에서 노예가 주인에게 마사지 시술을 해주었다고 기술하였다.

6) 중세 전기

중세 전기에는 아랍인들에 의해 마사지가 계속되었지만, 중세에는 교회 이데올로기의 압제로 제대로 보급되지 않았다. 과학자들은 불로장수와 연금술 때문에 마사지를 잊어버리고, 단지 민속기술을 전수받은 일부의 아랍인들만이 마사지를 지켰다. 유명한 타지크 민족의 이븐 시나는 의술에 어떤 종류의 마사지를 채용한 작품을 남기고 있다. 그 후 아라비아인의 침입과 함께 회교도와 결부되어 폭넓게 실시되면서 동방으로 보급되었다. 이어서 아라비아에 인접한 나라들에서 토루코, 페르시아, 히바(*중앙 아시아*)로 급속하게 확장되었다.

러시아의 위대한 시인 A. S. 푸시킨은 1829년에 발표한 《코 없는 타타르인》에서 마사지에 대하여 자세히 묘사하고 있다. 또한 1880년 쓰여진 러시아의 고문서에는 그루지아, 아르메니아의 스포츠맨이 동양식 마사지에 의해 성과를 거두었다고 기록되어 있다. 고대 슬라브족 중에는 가벼운 물건으로 자극을 주는 고대 슬라브식 마사지가 실시되었다. 이것은 현대에도 남아 있고, 오늘날 러시아, 폴란드, 체코, 불가리아 등에서 널리 실시되고 있다. 물론 이들이 고대 그리스, 로마의 영향을 받았다는 것은 말할 필요조차 없다.

고대인들의 마사지 습관

고대 그리스에서는 완벽한 육체를 추구하였으며, 그것에 주의를 집중하였다. 그리스인들은 건강 유지를 도모하기 위하여 냉수욕을 하거나, 고약을 문질러 바르고 마사지(마찰)하는 등의 일정을 반복하고, 매일의 습관을 꽃병이나 그것과 닮은 물건에 아름다운 그림·조각·문양 등으로 표현했다.

7) 봉건시대부터 근대까지

봉건제도 해체되어 가면서 자본주의체제의 발생, 르네상스기의 진보적 운동, 과학에 대한 종교의 영향력 쇠퇴, 자연을 정복하는 물질세계의 관심 등은 치료철학과 마사지 영역의 진보를 촉진했다. 18세기 마사지의 권위자 호프만은 많은 조기죽음과 질병예방에 대한 《근본적 방법》이란 9권의 저작 중에서 태고의 마사지인 강찰법에 대하여 서술하고 있다.

프랑스의 외과의사인 안드레는 전 생애를 걸고 치료체조와 마사지를 외과에 도입했다. 1750년 플레르는 체조와 마사지에 대한 책을 출판했다.

스웨덴의 체조 창시자인 링(1776~1839)은 체조와 마사지에 주의를 환기하고, 고대 그리스·로마·중국의 책을 통하여 폭넓게 연구했다. 링은 "인체기관의 조화적 발달을 도모하는 것은 청년과 국민을 교육하는 중심적 기초이다."라고 말하고 있다. 특히 링은 세계 각국에서 실시되던 마사지를 과학적으로 체계화시켰다.

한편 러시아의 학자 자브르도프스키는 독일에 망명하여 베를린대학에서 마사지

강좌의 주임교수가 되어 마사지의 생리학적 기초가 되는 여러 가지 문제를 해결하였다. 그는 처음으로 〈마사지가 건강인에게 미치는 영향에 대한 자료〉라는 학위논문을 썼다. 제2차 세계대전 시에는 전시상해의 치료목적으로 마사지가 많이 보급되었다.

오늘날 마사지는 육체적 완성의 촉진과 운동수행능력의 향상, 스포츠상해의 치료, 스포츠맨의 피로극복 등에 관한 중심과제가 되어 세계 각국으로 보급되어 응용되고 있다.

8) 우리나라

우리나라의 안마법은 인도로부터 중국을 거쳐 들어온 한방의술의 한 분과로 볼 수 있다. 고대의 마사지에 의한 생체의 작용기전은 순환기능장애의 쾌복설에 의하여 순환계통의 기능을 증진시키며, 또 일련의 관련통학설, 피부내장반사, 압반사이론 등에 근거하여 신경과 근육의 기능을 원활히 한다고 하였다.

마사지도 안마도 오래된 전통에 의해 현대의 스트레스학설로 뒷받침되는 것처럼 불안·심통·심화와 같은 내적 불안과 육체적 고통으로 인한 피로·권태·신경과민·두통·현기증·머리가 무거운 증상·어깨 결림· 헛구역질·눈의 피로·변비·불면·식욕부진 등과 내인성 만성질병·고혈압증·신경통·류마티스 등에도 효과가 있는 것으로 알려졌다. 따라서 이들을 종합한 효과로서 "마사지와 안마 등은 역학적 자극에 의해 생체변조의 교정과 질병의 예방치유를 돕는 방법"이라는 정설이 나오게 되었다.

마사지시술의 목적은 전신기능을 호전시키기 위하여 신체의 반사와 교정기술을 활용해서 신체기능의 조정을 꾀하는 것이다. 신체표면을 쓰다듬는다, 주무른다, 가볍게 문지른다, 누른다, 두드린다 등의 기술을 이용해서 생명보전에 불가결한 가슴안과 배안에 있는 심장·허파·이자·콩팥 등의 위치와 형태를 바로 잡아주고, 척추뼈·각 관절·척수신경과 자율신경의 흐름을 원활하게 해준다.

　　우리나라의 마사지에 대한 문헌은 세종 27년(1445) 10월에 편찬 완성되어 성종 8년(1477)에 발간된 《의방유취(醫方類聚)》 205권 양생도인법(養生導引法) 조(條)에서 찾아볼 수 있다. 이 문헌에 의하면 1442년에 세종대왕이 바라문안마법(婆羅門按摩法)이 어떤 방식의 체조이며, 어떤 효과를 지닌 안마술인지 연구하기 위하여 신하들에게 자료를 수집·편찬하도록 한 것으로 미루어 보아 마사지가 천축국(天竺國 : 인도)의 안마법에서 유래되었음을 알 수 있다.

　　오늘날과 비슷한 여러 가지 마사지 동작과 체조 동작 등 18가지의 운동으로 구성된 이 안마법은 위가 신체건강의 기본이라는 생각에서 위 부위의 자극촉진운동을 중요시했으며, 골격·관절·피부 등의 안마로 혈액순환을 촉진시키는 데 중점을 두었다. 안마와 체조를 의료적 건강법으로 시술한 바라문안마법은 전국민에게 보급되지는 못하였으며, 주로 학자나 고위층에 국한되었다. 이는 실내에 앉아서 생활하기에 신체활동이 적은 사대부들의 건강을 유지·증진시키려는 데 목적이 있었다.

　　의방유취 이외의 마사지에 관한 문헌으로는 이황(李滉, 1501~1570) 집필한 《활인심방(活人心方)》이 있다. 이 책에서 도인법은 고대 중국의 의료체조에 관한 문헌을 참고했음이 알 수 있는데, 활인심방과 도인법의 동작도해는 중국의 팔단금 운동과 동일함을 알 수 있다.

3. 마사지의 목적에 따른 분류

　　마사지는 그 목적에 따라 스포츠마사지, 의료마사지, 산업마사지, 미용마사지 등으로 나누어지고 있으나, 근본적인 기술이 다른 것은 아니다.

　　각각의 목적에 따라 적당한 시술방법이나 시술시간을 선택하게 된다.

1) 스포츠마사지

스포츠를 하는 사람을 대상으로 하며, 경기시작 전과 후에 선수들의 컨디션 조정을 주목적으로 실시되는 마사지이다. 즉 트레이닝에 따른 피로회복을 주목표로 하며, 경우에 따라서는 워밍업의 보조수단이 될 때도 있다.

2) 의료마사지

이것은 정형외과에서 가장 많이 시술되고 있는 마사지이다. 팔다리 기능의 증진과 회복을 위해 저항운동과 함께 이용되고, 선천적인 기형을 치료할 때나 어떤 수술을 하기 전에 처치 방법의 하나로 행해지고 있다. 의료마사지는 의사 자신이 직접 시술하기도 하고, 의사의 지시를 바탕으로 물리치료사나 마사지 전문가가 시술하기도 한다.

3) 산업마사지

이것은 근로자들의 작업능률 향상을 목적으로 하며, 스포츠마사지와 같이 피로회복을 주목적으로 한다. 노동을 하려면 일정한 자세를 긴 시간 유지하여야 하기 때문에 신체가 균형을 잃고, 특정부위에 치우친 발달을 하기도 하는데, 이런 것을 예방하기 위하여 행해지는 마사지이다.

4) 미용마사지

미용마사지는 피부의 아름다움을 지키기 위해, 그리고 지방과다에 의해 비만이 되는 것을 막기 위해 하는 마사지이다.

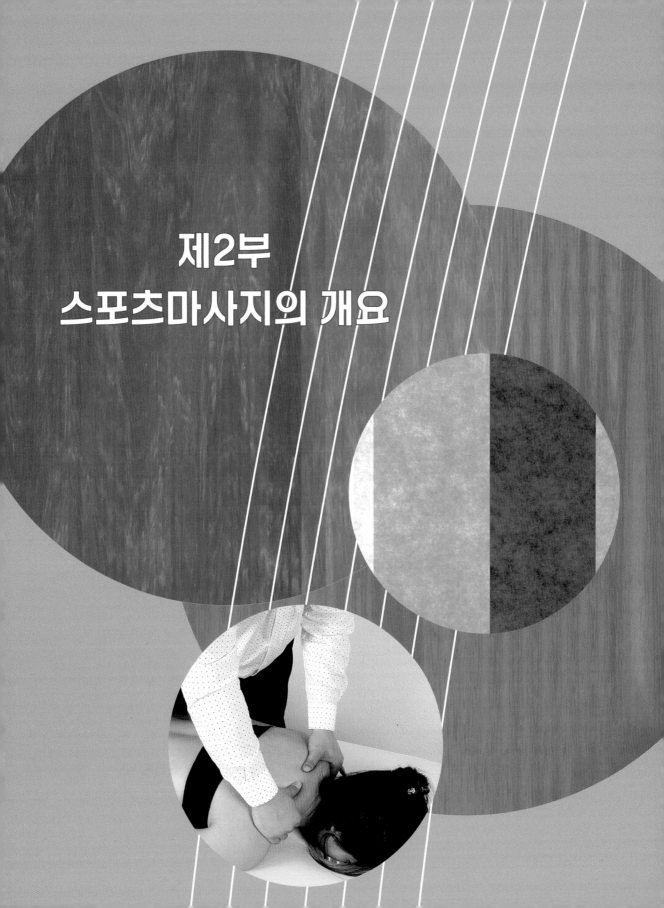

제2부
스포츠마사지의 개요

1. 스포츠마사지의 역사

1575년 프랑스의 의사 엠브로이즈는 처음으로 스포츠마사지의 시술방법과 치료효과에 대해 발표하였으며, 스웨덴의 링(1776~1839)은 《체조의 일반적인 기초》를 통해 스포츠마사지와 인간의 신체조직에 유익한 영향을 미치는 운동을 강조하였다.

스포츠마사지는 18세기 이전에 주로 의사나 체육지도자에 의해 발전되었으나 18세기에 들어서면서 학자들에 의해 연구가 이루어졌다. 프랑스의 제베르와 앙드레는 스포츠마사지에 관해 "인간의 수명을 연장시키는 노력 가운데 스포츠마사지를 빠뜨릴 수 없다."고 주장하면서 스포츠마사지의 좋은 점을 치료수단으로도 이용하면서 건강을 유지하는 활동에 이용하라고 하였다.

러시아에서는 스포츠마사지 테크닉의 과학적인 발전을 위한 학문적 연구기반 조성에 많은 노력을 기울였다. 스포츠마사지에 관한 연구 및 학위논문을 통해 스포츠마사지가 신체조직에 미치는 작용과 생리학적 원리를 규명함으로써 스포츠마사지 테크닉의 발전에 공헌하였다. 이러한 노력으로 스포츠마사지는 보조적 수단에서 점차 치료를 위한 독립된 방법으로 발전하였다. 이같은 학자들의 노력으로 세계에서 처음으로 스포츠마사지 치료에 관한 문제를 다루는 단과대학이 생기게 되었다.

19세기에 이르러 서양의 스포츠마사지는 생물학의 진보와 함께 해부학, 생리학, 혈액순환 등에 관한 연구가 활발해지면서 내과 의료수단으로 널리 이용되었다.

20세기의 스포츠마사지는 2개의 유형으로 나누어졌는데, 하나는 의료마사지이고, 다른 하나는 스포츠마사지이다. 그중 스포츠마사지는 심한 운동을 한 후에 신체를 풀어주는 효과와 근육의 유연성을 유지시켜주는 효과로 인하여 운동 후에 빠르게 체력회복을 촉진시키는 기법으로 자리잡았다. 경기 전·후의 운동수행능력 향상과 피로회복을 위하여 스포츠마사지가 처음 도입된 것은 1900년 제3회 파리 올림픽이었다.

이후 스포츠마사지가 체육대학의 필수교과목으로 도입되어 지속적으로 수업이 진행되고 있다. 또한 운동수행능력 향상과 빠른 피로회복 수단으로서의 가치를 인정받아 스포츠 전반에 걸쳐 널리 이용되고 있다.

2. 우리나라 스포츠마사지의 역사

동양에서의 스포츠마사지는 유·불·도의 종교와 양생법, 도인법을 기초로 한 기(氣)치료, 명상, 좌선, 단전호흡, 지압, 안마 등과 병용하여 건강의 유지·증진에 기여하고 있다. 특히 스포츠선수들은 정신적 안정을 통해 피로회복은 물론 경기력 향상을 위해서 스포츠마사지가 필요하다.

우리나라의 스포츠마사지는 1980년 이전까지는 교과과정에 없어 과학적인 지식이 부족했던 반면에 서양에서는 대학의 교과과정에 포함되어 정식적인 교육이 이루어졌다. 1986년 아시안게임과 1988년 서울올림픽을 계기로 스포츠마사지의 중요성을 인식하게 되었다. 그 후 스포츠마사지의 활성화를 위해 다각적으로 노력한 결과, 1986년도 최초로 대한유도대학(현 용인대학교)에서 스포츠마사지를 학점제로 채택하였고, 1987년도에는 한국체육대학교 등 전국 대학의 체육 관련 학과에서 스포츠마사지를 학점제와 전공과목으로 선정하여 스포츠마사지가 일반화되기 시작하였다.

고령화사회로 진입한 오늘날 중·노년시기가 되면 질병이 증가하고 체력이 감퇴되는 현상이 나타나는데, 스포츠마사지를 이용하면 퇴행을 늦추고 근육경직, 긴장,

냉기 등으로 저하된 저항력을 개선할 수 있다. 오늘날 스포츠마사지는 몸을 항상 가장 좋은 상태로 유지할 수 있는 건강유지 수단으로 중요한 역할을 맡고 있다.

3. 스포츠마사지의 필요성 및 목적

스포츠마사지(*sports massage*)는 실제로 스포츠현장에서 운동 전 컨디션 조절, 운동 후 피로회복과 정서적 안정 등을 위하여 선수들에게 시술되기 시작하였다.

스포츠마사지는 경기력 향상이나 피로회복을 목적으로 하며, 나아가 근육자극법을 이용한 운동기능의 조절, 근육 및 관절의 상해예방 등에 이용되고 있다. 다양한 운동종목의 선수들이 전문적인 교육을 받은 트레이너에 의해 체계적으로 스포츠마사지 시술을 받고 있다.

오늘날 선수들의 트레이닝에서 스포츠마사지의 역할은 점점 증대되고 있다. 스포츠마사지를 시술하면 혈액순환이 활발해져 노폐물 제거와 영양소 및 산소공급이 활발해짐으로써 신체의 조직 중에서 특히 근육이나 신경계통에 활력을 주어 근육의 피로가 회복되고, 운동신경 기능도 좋아져 근육활동이 활발해진다.

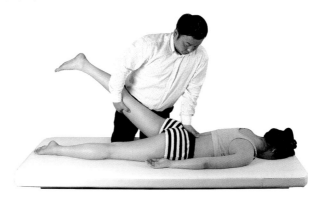

스포츠마사지의 시술목적은 다음과 같다.

첫째, 워밍업의 보조수단이다. 스포츠마사지를 시술하면 혈액순환이 촉진되어 근육의 긴장을 완화시키고 상해를 예방한다. 운동선수의 정신적인 긴장상태를 풀어주며, 불안감을 해소시키는 목적도 있다.

둘째, 운동수행능력 향상의 보조수단이다. 컨디셔닝(conditioning)의 일환으로 몸의 상태를 가다듬기 위한 목적으로 실시한다. 스포츠의 특징과 선수들의 특징을 잘 파악하여 스포츠마사지를 시술해야 한다.

셋째, 피로회복의 보조수단이다. 스포츠마사지는 연습이나 경기로 인한 피로를 말끔히 풀어준다. 국소적으로 마사지 시술을 하면 많이 사용하거나 피로한 부위의 긴장을 풀어주어 근육이나 관절의 피로를 없앤다. 전신 마사지는 정신적인 긴장감을 해소하여 느긋한 마음을 갖도록 한다. 특히 입욕 후 마사지는 매우 효과적이다.

넷째, 상해예방과 치료의 보조수단이다. 평상시에 스포츠마사지를 시술하면 선수의 컨디션을 잘 파악할 수 있어 신체기능이 저하되고 근육이나 힘줄이 피로해지는 것을 알아차릴 수 있기 때문에 외상이나 장애를 조기에 발견하고 치료할 수 있다. 치료를 할 때는 전문의의 진료와 처치를 병행하는 것이 좋다.

4. 스포츠마사지의 시술시간·강도·시기

1) 스포츠마사지의 시술시간

스포츠마사지 시술에 규정된 시간은 없지만 부분마사지는 적게는 5분, 많게는 10~15분 정도 실시하고, 전신마사지는 40~50분 정도 시술하는 것이 적당하다.

2) 스포츠마사지의 시술강도

스포츠마사지의 시술 강도는 남녀에 따라 차이가 있고, 피술자의 몸 상태에 따라서도 다르다. 시술자의 팔힘보다는 체중을 이용하여 많이 시술하는데, 24시간이 지난 후에 피술자에게 그 느낌이 남아 있지 않을 정도로 시술하는 것이 좋다.

3) 스포츠마사지의 시술시기

스포츠마사지 시술시기는 경기를 기준으로 경기 전 마사지, 경기 중 마사지, 경기 후 마사지, 시즌오프 후 마사지 등 네 가지로 나눌 수 있다.

(1) 경기 전 마사지

경기 전 마사지는 워밍업의 보조수단으로 사용되는데, 이 경우에는 주동근을 대상으로 경찰법, 신전법, 진동법, 유념법 등의 기술을 이용하여 가볍게 부분적으로 10~20분 정도 시술한다. 즉 급성 피술자 발생 시의 시술 초기단계와 유사하다.

(2) 경기 중 마사지

스포츠 경기 중 쉬는 시간을 이용하여 스포츠마사지를 시술하는 모습을 TV를 통하여 종종 보았을 것이다. 주동근이나 관절을 위주로 1~5분 정도 시술하여 통증과 긴장을 완화시키는데 이때에는 경찰법, 진동법, 유념법 등이 가장 많이 사용된다. 특히 급성 피로가 많은 부위, 경련이 일어나기 쉬운 부위, 급성 염좌가 오기 쉬운 부위 등을 중심으로 시술한다.

(3) 경기 후 마사지

경기 후에는 우선 쿨링다운을 실시한 다음 그 경기에서 가장 심하게 활동하여 아

픈 부위, 피로가 겹친 근육이나 관절에 대하여 정성껏 마사지를 시술한다. 목욕 후
에 신신이 모두 느슨해졌을 때 전신마사지를 하면 기분도 상쾌해지고 온몸의 피로
가 풀려 숙면이 가능하여 다음날까지 피로가 연장되는 일도 없을 뿐더러 선수들의
건강 관리에도 크게 도움을 준다.

경기 중에 신체 부위에 상해가 발생했을 때 필요하다면 테이핑을 하여 관절을 고
정시키고, 부종이나 통증에 대해서는 얼음찜질과 마사지 시술을 충분히 해주는 것
이 좋다.

(4) 시즌오프 후 마사지

경기의 시즌오프 후에 실시하는 마사지로, 주목적은 경기 중에 있었던 심신의 피
로 제거와 장애 부위의 치료이다. 또한 다가올 경기에 대비하여 컨디션을 조절하
고, 체력 유지 및 건강관리에 도움을 주는것이다.

시즌오프 시에는 연습 부족, 운동부족에 의한 전신비대(肥大), 근력 저하, 관절의
유연성 저하 등에 주의하여야 한다.

마사지는 전신 마사지를 하되, 사우나 또는 목욕과 병행한 마사지는 더욱 효과적
이다. 또한 전신 마사지를 한 뒤 선수의 전문종목과 관계되는 주동관절이나 허리의
운동을 동시에 실시하면 더욱 좋다.

5. 스포츠마사지 시술상의 유의점

스포츠마사지를 시술할 때 시술자는 피술자의 신체곡선에 맞춰 일정하게 압을
가해야 하고, 어느 한 쪽으로 압을 더 가해서도 안 된다. 기술이 숙달되기 전에는

자신의 몸을 마사지 시술하거나 베개나 이불을 돌돌 말아서 연습하는 것이 좋다.

다음의 경우에는 스포츠마사지를 시술해서는 안 된다.

- 급성으로 부상을 당한 직후에 열이 있을 때
- 피부병이나 전염병에 걸렸을 때
- 술을 마셨을 때
- 통증이 심할 때
- 의사가 마사지를 금지시켰을 때
- 심한 외상
- 아물지 않은 상처, 최근 생긴 멍, 근육파열, 인대염좌, 타박상, 동상, 화상 등
- 종양. 부딪히지 않았는데도 부어오른 곳이 있다면 그 원인을 알기 전까지 그 부위의 마사지 시술은 피한다
- 병든 혈관
- 정맥염*(염증이 있는 정맥을 가리키며, 응혈이 생긴 경우가 많다)*이 있을 때
- 혈전증이 있을 때. 응혈, 보통 다리 뒤편 깊숙한 정맥에 생기므로 심부정맥혈 전증이라고 부른다. 이 혈전이 이동하여 심장이나 허파에 다다르게 되면 그 결과는 치명적이다.

6. 스포츠마사지 시술 전의 준비

1) 시술자

시술자는 항상 청결을 유지해야 한다. 손톱을 짧게 깎고 반지와 시계는 착용하지

않는다. 이는 시술 시 피부 외에 다른 물질이 닿는 것은 별로 좋지 않을 뿐만 아니라 피술자에게 상해를 입히거나 불쾌감을 줄 수 있기 때문이다.

손은 직접 피부에 닿기 때문에 평상시 건조해지지 않도록 주의하고 지나치게 차가워서도 안 된다. 또한 두 손의 힘이 서로 차이가 나지 않도록 평소 힘의 크기를 조절할 수 있도록 연습해 두어야 한다.

2) 피술자

피술자는 가벼운 운동복이나 압박감이 느껴지지 않는 옷을 입는다. 나체로 마사지 시술을 받는 경우가 있지만 무리하게 옷을 벗을 필요는 없다. 식후 30~40분이 지난 후에 마사지 시술을 하는 것이 좋다. 화장실도 미리 다녀온다. 마사지를 하는 도중 잠을 자도 상관없다.

시술자에게만 의존하지 말고 평소 자신이 피로하다고 느끼는 근육을 스스로 관리하는 자세가 필요하다.

3) 기 구

마사지 시술에는 시술자에 맞는 마사지테이블이 필요하며, 테이블이 없는 경우에는 매트로 대용한다. 추가적으로 타월(덮개), 쿠션, 윤활제 등이 필요하다.

(1) 마사지테이블

마사지테이블의 높이는 시술하기에 적당한 60~70cm가 좋으며, 넓이는 70~80cm 정도로 피술자가 옆으로 돌아눕기에 불편함이 없어야 하며, 길이는 피술자의 키에 따라 차이는 있지만 보통 180~190cm가 적당하다.

(2) 매 트

바닥에서 마사지를 시술하면 시술자나 피술자 모두 불편함을 느낀다. 그러므로 매트 두께는 7~8cm 정도로 시술하기에 편해야 하고, 피술자를 보호하기 위해 사용하는 매트커버는 부드러운 천으로 된 것이 좋다.

(3) 덮개와 쿠션

피술자를 따뜻하게 하기 위해 가벼운 큰타월, 담요, 시트 등을 준비한다. 작은 수건이나 목욕타월은 국소부위를 가리기 위해 사용하고, 몇개의 쿠션을 준비한다. 테이블은 항상 깨끗하게 정리하고, 윤활유가 시트에 묻지 않게 시술 부위 이외는 항상 덮고 시술한다. 한편 상체 또는 하체 어느 한쪽 부위의 시술이 길어지면 시술을 하지 않는 부위는 담요나 시트로 덮어 체온을 유지시킨다.

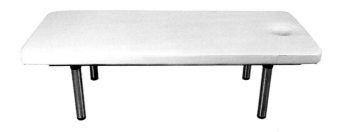

(4) 윤활제

마사지 시술 시에 사용하는 윤활제는 피술자의 피부자극 방지와 부드러운 접촉을 위해 사용되며, 보통 콜드크림이 많이 사용된다. 어떤 종류의 크림은 마사지 시술 후에 일부만 흡수되고, 많은 양이 시술 후까지 남는 것이 많다. 따라서 마사지 시술 시에 적당한 양의 윤활제를 사용하는 것이 좋다. 너무 많은 양을 사용하면 시술자가 피술자의 피부를 잡을 수 없게 된다. 아무리 좋은 크림이나 오일도 특정인의 피부에는 안 좋을 수 있으므로 피술자의 피부에 맞는지도 확인하여야 한다.

피부에 완전히 밀착하여 마사지를 해야할 필요가 있을 때에는 일반적으로 윤활제는 급성 상해를 입은 경우, 얼음찜질 후에도 근육의 경직이 심한 경우, 경찰법만의 시술이 필요한 경우 등에 한해서 사용한다.

4) 피술자의 자세

① **누운 자세**(앙와위)……해부학적 자세로, 바닥에 등을 대고 누운 자세이다. 배, 넙다리 앞부분, 종아리 앞부분 등을 시술할 때의 자세이다. 이 자세에서 마사지 시술할 때에는 시술자가 피술자의 장딴지를 잡고 무릎을 구부려주면 근육이 편안해진다.

② **엎드린 자세**(복와위)……해부학적 자세로, 바닥에 배를 대고 엎드린 자세이다. 허리, 엉덩이, 넙다리 뒷부분, 종아리 뒷부분 등을 시술할 때의 자세이다. 무릎을 구부리면 넙다리 근육이 보다 편안해진다.

③ **옆으로 누운 자세**(측와위)……해부학적 자세로 옆으로 누운 자세이다. 왼쪽으로 누운 자세를 좌측위, 오른쪽으로 누운 자세를 우측위라고 한다.

④ **앉은 자세**(좌위)……아래팔이나 위팔 등을 마사지 시술할 때의 자세이다. 피술자는 마사지 테이블이나 의자에 해부학적 자세로 앉는다. 힘을 지나치게 많이 사용하면 윗몸이 흔들리기 때문에 손의 균형 유지에 주의한다.

⑤ **선 자세**(입위)……해부학적 자세로 서 있는 자세이다. 많이 사용되지는 않지만 운동진행 시나 장소가 마땅하지 않을 때 주로 사용된다.

5) 시술자의 위치

① **위쪽**……시술자가 피술자의 머리 위에 위치
② **앞쪽**……시술자가 피술자의 앞쪽에 위치

③ **뒤쪽**······시술자가 피술자의 뒤쪽에 위치

④ **옆쪽**······시술자가 피술자의 측면에 위치

6) 시술자와 피술자의 조건

스포츠마사지를 시술하려면 상당한 힘이 소요되기 때문에 시술자는 사전에 특수한 트레이닝을 실시할 필요가 있다. 전체적으로는 팔과 등근육의 힘을 길러주고, 폐활량을 증가시키는 운동을 하는 것이 좋다.

시술 중 잡담은 금지한다. 왜냐하면 잡담을 하면 깊고 규칙적인 호흡리듬이 깨어질 수 있기 때문이다. 마사지 시술 중에는 가끔 신체를 쭉 뻗는 운동을 하고, 휴식 시간에는 깊게 호흡을 하는 것이 좋다.

시술자는 항상 손을 청결하게 유지하여야 하고 탄력 있는 피부를 유지하여야 하는데, 이를 위해서는 손을 씻을 때마다 유지연고를 문질러 발라둔다. 시술 전에 깨끗한 물이나 알코올로 손을 닦는 것도 효과적이다.

시술자는 손톱을 깎고, 반지나 손목시계는 반드시 벗는다. 또 시술하는 팔부위 등에 전염성 피부질환이 있을 때에는 시술해서는 안 된다. 손바닥에 땀이 많이 나는 사람은 1%의 포르말린 용액이나, 30~40%의 알코올 용액으로 닦고 사루틴 분말을 묻혀 두는 것도 좋다.

피술자가 마사지 시술을 받을 때는 따뜻한 물로 샤워를 한 후 청결한 피부상태로 해야 하며, 경기 중의 마사지 시술은 알코올이나 청결제를 적신 솜으로 피부를 닦고 나서 실시하는 것이 좋다.

시술자로 인해 피술자가 통증을 호소하는 일이 있어서는 안 된다. 과도한 운동이나 상해로 인해 피로가 심하고 아픈 근육을 마사지할 때는 과민반응을 일으킬 수 있으므로 주의하고, 체모가 많은 부분을 마사지할 때는 체모를 일정 부분 제거한 후 시술하는 것이 좋다.

식사 직후에 전신마사지를 시술하는 것은 좋지 않다. 식사 후 마사지를 실시할 때까지는 적어도 70분에서 120분 정도의 간격을 두는 것이 바람직하다. 또, 마사지를 시술한 후에는 8~10여 분간 완전한 휴식을 취하는 것이 좋다.

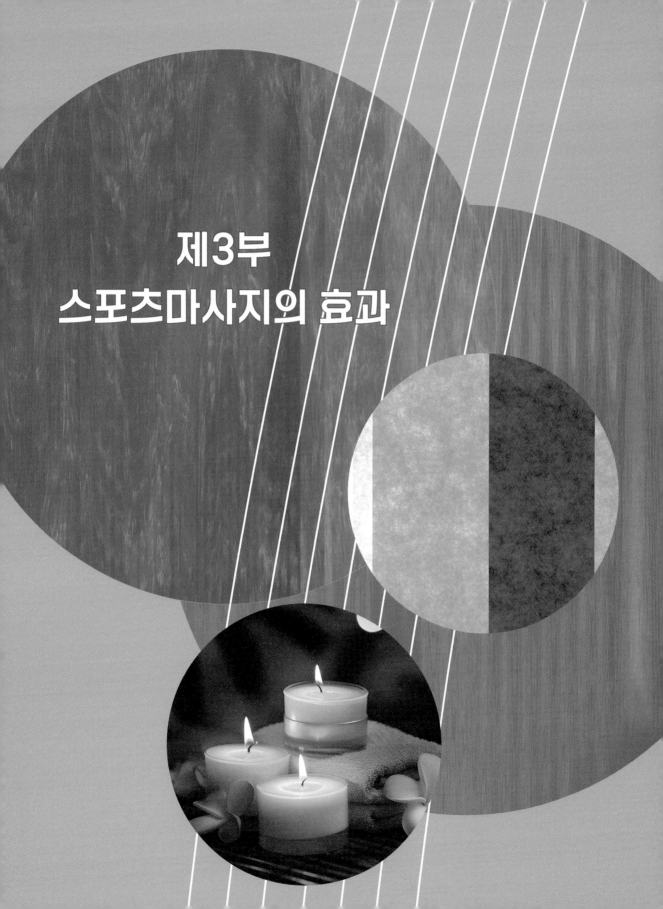

제3부
스포츠마사지의 효과

스포츠마사지는 환부에 일정한 압력의 물리적인 자극을 반복적으로 가함으로써 연부조직을 압박하고, 수용기의 신경종말부위에 자극을 주는 방법이다. 스포츠마사지의 효과는 마사지 방법과 강도, 마사지 시술시간 등에 좌우된다. 또한 시술 시의 자극, 신체의 생리적 상태, 환자의 정신적 요소 등의 영향을 받는다.

1. 스포츠마사지의 기능학적 효과

1) 순환계통에 미치는 영향

인체의 순환계통은 조직 및 물질 간의 물질대사, 조직으로의 산소와 풍부한 영양소 공급, 산화된 가스와 기타 물질대사의 부산물인 노폐물의 배출 등을 담당하는 역할을 수행한다.

인체에 자극이 가해지면 혈류역학이 변화하고, 대사에 의해 노폐물이 축적되고, 혈중산소가 감소하는 현상 등이 발생한다. 신체에 주어진 부하로 인해 생겨난 대사의 부산물을 제거하고 조직에 산소와 영양소를 공급하는 것은 혈액과 순환계통의 임무이다.

모세혈관의 혈류는 혈액과 조직 사이의 물질교환에서 중요한 역할을 한다. 저산소증(hypoxia)에 걸려 있을 동안에는 산소공급이 원활하게 이루어지지 않아 대사적 산물이 불완전하게 산화되어 축적된다. 따라서 근육에 혈액공급이 감소하면 조직의 신진대사가 위축되어 회복에 오랜 시간이 걸리게 된다.

일반적으로 근육이 수축을 반복하면 정맥에 압력을 주어 심장쪽으로 혈액을 밀어올리게 된다. 이러한 인체의 기능이 상처나 질병으로 방해를 받으면 결과적으로 혈액순환이 위축되어 이미 존재하는 대사이상으로 합병증을 일으킬 수 있다. 정맥혈류의 방향에 따라 정맥을 마사지하면 정맥의 흐름을 원활하게 하여 동맥혈류를 증가시키는 효과를 낸다. 모세혈관의 압력이 감소하면 세포 공간으로의 여과잠재력이 감소하므로 림프액에 대한 부하가 줄고, 섬유증(fibrosis)이 제거된다.

모세혈관의 확대와 마사지에 의한 물리적 작용으로 마사지를 시술한 부위뿐만 아니라 그 인접부위도 0.5~5℃ 상승하게 된다. 이로 인해 충분히 확장된 모세혈관수가 증가하여 조직으로 흐르는 혈류의 양을 크게 늘려준다. 이렇게 조직으로 유입되는 산소와 에너지물질이 증가하면, 산화-환원반응의 활성화와 영양공급의 개선이 이루어져 조직 내에 활발한 활동을 유발시킨다.

림프는 림프계통을 따라 천천히 움직이는 점성의 액체인데, 이 림프액은 수축성이 없다. 림프액의 이동은 근육의 수축이나 모세혈관에서의 삼투압에 따른 외적인 힘에 의존한다. 통증이나 마비는 림프 액의 흐름을을 심하게 방해하여 이동성을 방해하는 결과를 낳는다. 마사지는 림프액의 흐름을 도와주고 운동부족 현상을 만회한다. 마사지는 근육의 정상적인 기능에 문제가 있을 때 대체할 수 있는 훌륭한 방법이지만 활발한 운동만큼의 효과는 주지 못한다.

가벼운 마사지법은 피부밑림프관의 림프 흐름에 어느 정도 영향을 줄 수 있지만, 더 깊은 조직의 림프에 영향을 미치기 위해서는 강한 마사지법이 좋다. 림프액의 흐름을 강화시키면 조직의 영양공급을 개선하고, 정체현상을 감소시킨다.

Knaster(1991)는 마사지를 하면 혈액 중의 적혈구 및 혈소판의 수가 증가하고, 배마사지 후에 적혈구와 헤모글로빈의 수가 약간 증가된다고 하였다. 압력이 가해지는 장시간의 마사지는 산-알칼리의 평형을 유지시켜 준다. 이는 산성의 지속적 항진을 일으키는 능동적 근육운동 후 순환혈액에 젖산이 침투하는 것을 막기 위하여 필요하다. 수의적인 신체운동에 따라 근육이 수축하면 젖산이 형성되나, 이때 강한 마사지를 하면 젖산이 소실되거나 그 양이 약간씩 감소한다.

2) 근육계통에 미치는 영향

마사지의 기능학적 효과로 연부조직 이완이 있는데, 스트레칭과 마사지를 병행하면 경직된 근육을 이완시키고 유연성을 향상시킬 수 있다.

신경섬유의 끝부분(말단)은 시냅스에 의해 근육섬유와 연결되어 있다. 중추신경계통에서 보내지는 신경자극이 전달되면 신경끝부분에서는 근육섬유의 흥분을 불러일으키는 아세틸콜린이 분비된다. 스포츠마사지는 아세틸콜린의 분비를 촉진시키며, 이러한 작용에 의해 신경자극의 전달을 원활하게 하는 조건이 마련된다.

피로해진 근육에 마사지를 시술하면 근육의 기본적인 운동능력을 회복시킬 뿐만 아니라 근육을 강화시키는 역할도 한다. 경기 중 휴식시간에 행하는 마사지는 짧은 시간 안에 근육의 기본적인 운동능력을 회복시키는 효과를 내기 때문에 선수의 안전과 지속적인 경기력 발휘를 위해 휴식시간에 스포츠마사지를 시술하는 것이 좋다. 스포츠마사지는 근육으로의 혈액공급과 물질대사로 생긴 노폐물의 제거를 촉진하며, 혈액순환 및 산화-환원과정을 개선시킨다.

이처럼 스포츠마사지는 근육이 최고의 운동능력을 발휘할 수 있는 조건을 제공하는 역할을 한다. 체조와 같은 운동을 실시한 후 나타나는 근육의 부어오름, 마비, 지각이상 등은 스포츠마사지를 다양한 방법으로 시술하면 제거할 수 있다.

3) 관절·인대·힘줄에 미치는 영향

스포츠마사지는 관절과 관절을 감싸고 있는 조직의 혈액순환을 좋게 하고, 윤활주머니의 형성과 흐름을 높이며 인대의 탄력성을 향상시키는 작용을 한다.

Mock(1945)는 스포츠마사지가 관절의 영양섭취를 개선하면서 관절의 연골조직 손상을 예방하고 가동성 향상에 도움을 준다고 보고하였다. 따라서 마사지는 손상된 부드러운 조직을 회복시키는 데 매우 효과적이다.

오랫동안 운동을 해 온 선수들은 부상에 의해 관절의 가동성이 약화되거나 관절 주머니의 유연성이 떨어지면 관절의 움직임에 이상을 호소하는 경우가 많다. 스포츠마사지는 이러한 상해의 예방과 회복에 중요한 수단으로 사용된다. 지속적인 스포츠마사지의 시술은 관절의 영양상태를 개선하고, 연골조직이 손상되는 것을 예방하며, 관절염 방지에 효과가 있다.

관절·인대·힘줄 등이 손상되어 나타나는 다양한 형태의 상해 시에 시술하는 스포츠마사지는 매우 중요한 역할을 담당한다.

2. 스포츠마사지의 생리적 효과

1) 대사의 변화

근육은 대사과정에서 생성되는 독성 노폐물인 젖산을 림프액과 혈류 속으로 짜내듯이 밀어내서 제거한다. 근육의 물리적 압력을 가하면 근육수축 시에는 혈류와 림프의 흐름을 돕는다. 반대로 근육이완 시에는 신선한 혈액을 근육으로 가져와 근육에 필요한 영양분을 공급한다.

운동을 무리하게 하면 영양소의 수급이 원활하게 이루어지지 않아 근육의 대사 균형은 유지되지 못하게 된다. 과도한 운동 시에는 젖산 생성이 제거보다 빠르기 때문에 근육은 산성이 된다.

근육이 피로해지면 근육활동이 억제되는데, 마사지를 통해서 이러한 피로를 풀고 근육활동을 정상화시킬 수 있다. 또한 스포츠마사지를 시술하면 부분적 혹은 전체적인 피로를 풀고 대사과정에서 생긴 젖산을 혈액과 림프로 밀어내는 것을 돕는다.

2) 정맥울혈의 예방

정맥울혈(靜脈鬱血, venostasis)이란 하지정맥혈의 흐름이 지연된 상태를 일컫는다. 근육의 활동이 멈추면 정맥울혈을 유발할 수 있는데, 특히 중력이 정상적인 정맥혈류의 복귀를 방해하면 더욱 심해질 수 있다.

정맥울혈의 또 다른 원인은 국소부위의 감염으로 조직 주위에 생긴 부종에 의한 혈관의 압박, 정맥류(靜脈瘤), 혈전증(血栓症) 등이다. 감염이 번질 가능성이 있고, 혈전으로 색전증(塞栓症)을 유발시키거나 마사지에 의한 자극 때문에 혈류의 흐름을 증진시키지 못한다면 마사지를 해서는 안 된다. 상해부위의 주변을 마사지하면 정맥혈이 심장으로 이동할 수 있는 순환로를 열 수 있다.

3) 부 종

부종(edema)이란 조직에 세포외액이 비정상적으로 증가되어 조직의 부피가 늘어난 상태를 말한다. 이것은 심장이나 콩팥질환의 증후처럼 대부분 피부밑조직에서 발견된다. 부종이 생기면 피부가 부어오르고, 손가락으로 그 부위를 누르면 다시 원상태로 돌아오는 데 약간의 시간이 소요된다. 이것은 혈관과 조직 사이의 공간에서 체액이 교체되는 것을 조절하는 기능에 이상이 생겼기 때문이다.

부종의 원인으로는 모세혈관 압력의 증가, 혈장의 삼투압 감소, 모세혈관의 투과성 증가, 림프통로의 방해 등 여러 가지가 있다. 이렇게 생긴 부종은 마사지로 완치될 수 없으며 의사의 처방이 필요하지만, 정맥울혈과 같은 질병·상해 등으로 인한 근육활동의 감소로 일어난 부종은 마사지로 완화시킬 수 있다. 손상 직후 상해부위에 실시하는 마사지는 내출혈을 일으키고 피부를 더욱 부풀어오르게 한다. 따라서

부종이 생긴 부위에는 마사지를 실시하기 전에 의사의 지시를 받아야 한다.

4) 엔도르핀의 분비

엔도르핀(endorphin)은 대뇌에서 생성되는 호르몬으로 통증을 완화하는 역할을 하는데, 이것의 분비 메커니즘이 밝혀진 것은 오래되지 않았다. 엔도르핀은 모르핀에 비해 5~10배의 효능이 있는 것으로 알려져 있으며, 대뇌의 뇌하수체에서 분비되어 척추를 통해 통증의 전달을 억제한다.

침술에 의한 찌르기는 근육 속에 있는 신경을 자극하여 뇌하수체로부터 엔도르핀을 방출시키며, 그로 인해 통증을 멈추게 한다. 인체의 경혈에 침술을 시술하는 것과 같이 마사지 또한 경혈을 위주로 시술하기 때문에 마사지에 의한 통증완화 효과는 엔도르핀의 분비와 관련 있는 것으로 볼 수 있다.

3. 스포츠마사지의 반사효과

최근 마사지의 반사효과(reflex effect)에 관한 관심이 많아지고 있는데, 이는 하나의 기관이나 조직에 의해 받아들여진 자극은 또 다른 기관으로 전달되어 자극의 수용 효과를 나타내는 중요한 과정이라고 정의할 수 있다.

스포츠마사지 시술 시 손은 피부와 피부밑조직의 감각수용기를 자극하여 반사효과를 나타내게 한다. 자극은 말초신경계통의 구심신경(afferent nerve)을 따라 척수로 전달되고, 이어서 중추신경계통과 자율신경계통으로 퍼져나가게 된다. 척주의 동일한 분절에서 나간 신경이 지배하는 부위에서 여러 가지 효과를 일으키게 된다.

이들 효과 중 중요한 것은 모세혈관의 확장과 수축, 골격근 수축이나 이완 등과 더불어 안정이나 고통을 받아들이는 감각수용기의 자극이 있다.

마사지에 의한 반사효과는 쓰다듬거나 누르는 동작으로 생긴 깊은 압력의 작용으로 얕은정맥과 림프의 흐름을 개선하여 순환을 활발해지게 하는 것이다. 근육의 지속적인 수축으로 생긴 국소적 빈혈은 심한 통증을 일으키는데, 이는 마사지를 통해 피부정맥과 림프관에 압력을 주고 구심신경자극에 의한 피부의 확장반사를 제공하여 순환기능을 증진시키면 해소할 수 있다. 또한 근육이 스트레치되거나 수축할 때에 근육섬유와 힘줄에는 신전력이나 장력이 발생하는데, 이때 근육을 주무르는 마사지를 하면 근육의 수축이 지속되는 것을 막을 수 있다.

골지힘줄기관(*GTO : Golgi tendon organ*)은 펴질 때에는 활성화되어 신경충격을 일으키는데, 이때 근육을 조절하는 신경에 강력한 제어현상이 일어난다. 이러한 효과를 역신장반사(*inverse stretch reflex*)라고 한다. 지속적인 근수축에 의한 통증은 이와 같은 원리에 따라 마사지하면 해소시킬 수 있다.

4. 스포츠마사지가 피부에 미치는 효과

스포츠마사지는 손과 피부가 직접 접촉한 상태에서 시술하기 때문에 피부에 미치는 효과도 고려해야 한다. 일반적으로 스포츠마사지는 진정효과를 가져오므로 유익하다고 할 수 있지만, 신경에 상해를 입어 감각신경이 매우 과민한 상태라면 진정효과를 기대할 수 없고 오로지 고통만 줄 뿐이다.

피부는 분비물을 내보내기 때문에 피부의 기공은 항상 열려 있는 것이 좋다. 마사지에 의한 마찰은 열을 발생시키는데, 이러한 열은 발한을 일으키며 지방질을 배출한다. 또한 피부는 이산화탄소와 산소를 교환하는 약간의 호흡활동을 하는데, 깁스를 한 경우나 정상적인 기능을 발휘하지 못하는 피부에는 마사지가 보조역할을 할 수 있다. 만약 괴사한 피부층이 있어서 피부가 정상적인 기능을 발휘하지 못하면 그 부분을 마사지한 다음에 조심스럽게 제거하는 것이 바람직하다. 뜨거운 물에서의 목욕, 파라핀욕, 진흙욕 등의 온열요법(溫熱療法)을 마사지 전에 실시하면 조직 내의 물질대사를 강화시킬 수 있다.

Severini(1967) 등은 스포츠마사지가 직접적으로 피부표면을 자극하기 때문에 피부에 미치는 영향은 가장 빨리 나타나서 피부온도를 2~3℃ 정도 증가시킬 수 있다고 보고하였다. 피부의 한랭작용은 피부 전체 모세혈관뿐아니라 근육 속의 대혈관을 수축시킴으로써 혈액공급이 불충분해져 근육이 수의적·반사적 운동에 의한 반응이 빠르지 못해 부상을 당하기 쉬운데, 이때 마사지의 체온상승 효과는 건강관리에 큰 영향을 미친다. 체온상승은 직접적인 물리적 작용과 간접적인 혈관운동의 작용으로 오한으로부터 야기되는 외상성 상해를 예방할 수 있다.

마사지를 통해 혈액공급이 원활해진 피부는 홍조를 띠고, 탄성이 증가하며, 외부에 대한 저항력이 크게 강화된다. 피부에 미치는 마사지의 영향 중 중요한 것은 크고 작은 림프관의 활동을 강화시키고, 정맥 내의 혈류속도를 가속화시키는 것이다. 경찰법과 강찰법은 결합조직 사이를 흐르는 림프액의 흐름을 가속시키고, 마사지를 받는 부위뿐만 아니라 그 주변의 맥관을 확장시키는 작용을 한다. 또한 마사지는 피부근육의 긴장을 높이고, 피부를 매끄럽게 하며 탄력성을 강화시킨다.

피부질환이 있는 선수의 경우 감염의 우려가 있으므로, 전문의의 상담을 받은 후 실시해야 하는데, 이때 윤활제와 시트 등을 교체하여 청결상태를 유지하여야 한다.

5. 스포츠마사지가 운동수행능력에 미치는 효과

치료를 목적으로 하거나 교정을 목적으로 하는 마사지는 부상이나 기능적 질환을 치료하는 데 도움이 되지만, 스포츠마사지는 이들 마사지와는 다른 목적을 가지고 있다. 스포츠마사지를 받는 사람들은 일반적으로 운동수행능력이 평균 이상인 건강한 젊은 선수들이다.

운동선수들은 트레이너의 마사지가 그들을 더 빨리 달리게 하고, 더 높이·더 멀리 뛰게 하며, 더 멀리 던지고, 보다 정확하게 공을 차게 해주는 등 객관적이고 측정 가능한 운동수행능력의 향상을 가져올 것으로 기대하고 있다.

얼마 전까지만 하더라도 우리나라에서는 스포츠마사지가 운동수행능력에 영향을 준다고 하는 사실을 인식하지 못하고 있었으나, 오늘날에는 이와 다르다. 즉 경기 전에 긴장을 완화시켜주는 워밍업 프로그램에 스포츠마사지를 병행하여 실시하고 있다.

6. 스포츠마사지의 심리적 효과

스포츠마사지의 보다 중요한 측면은 운동선수의 기분을 전환시킬 수 있을 뿐만 아니라 반응시간을 증진시키고 편안하게 하는 감각기능에도 영향을 미친다는 것이다. 신체적·기술적·전술적 준비가 된 선수들이 최상의 심리적 상태를 갖는 것은 경기에서 승리할 수 있는 가장 중요한 기반이 된다. 스포츠마사지는 경기를 위한 심리적 준비의 한 부분이 될 수 있다. 경기 전에 심리적으로 큰 부담을 갖거나 긴장을 많이 하는 선수들은 적절한 마사지를 통해 심리적 안정감을 회복하면 편안하게 경기에 임할 수 있다.

선수들이 느끼는 상태불안(state anxiety)은 사람마다 달라서 과민한 성격의 선수일 수도 있고, 의기소침한 성격의 선수일 수도 있다. 과민한 선수에게 시술하는 마사지는 보다 부드러운 마사지이어야 하며, 의기소침한 선수에게는 강한 마사지를 시술하여 흥분을 증강시켜 주어야 한다.

스포츠마사지는 정신에 활기를 줄 수도 있지만, 만약 잘못 시술하면 오히려 운동수행능력을 해칠 수도 있다. 스포츠마사지는 신체뿐만 아니라 운동선수의 심리적 상태에 긍정적인 효과를 줄 수 있다. 그것은 경기를 위한 심리적 준비를 이해하고 있는 시술자의 능력에 좌우된다.

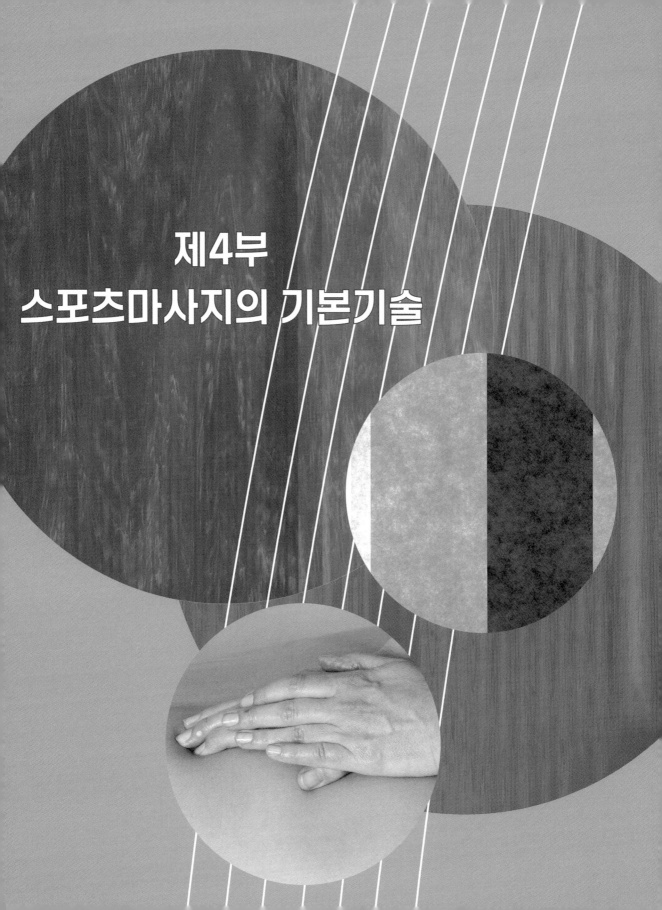

제4부
스포츠마사지의 기본기술

마사지시술 시에 사용하는 손의 부위

① 엄지손가락끝
② 엄지두덩
③ 새끼두덩
④ 네 손가락
⑤ 손목부위

마사지 시술 시에 손을 움직이는 방법

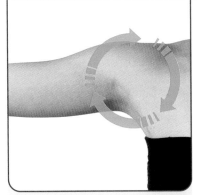

어깨관절을 중심으로 원을 그리듯
이 움직여준다.

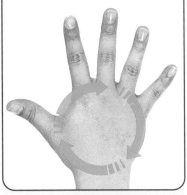

오른손은 시계방향, 왼손은 반시계
방향으로 돌려 비벼준다.

1. 경찰법

경찰법(쓰다듬기, effleurage)은 고대 인도의 《Code of Manu》(마누법전), 기원전 9세기 고대 중국의 《내경(內經)》, 앗시리아·바빌론의 상형문자 등에 기록되어 있다. 경찰법은 손바닥 또는 손가락을 피술자의 피부에 밀착시킨 채로 말초에서 중추, 즉 심장 쪽을 향해 똑같은 강도로 가볍게 쓰다듬는 방법이다.

경찰법이 피부에 미치는 효과는 다음과 같다.
▶ 피부의 감수성을 정돈해준다. 즉 피부가 외부로부터 받은 추위·더위·차가움·뜨거움이나 통증·가려움증 및 그 외의 여러 가지 감수성을 제대로 정돈해준다.
▶ 피부의 신경을 자극해서 반사적으로 피부의 혈관을 확장시킴과 동시에 충혈을 일으켜 오래된 것을 새로운 것으로 바꾸어준다.
▶ 땀샘·기름샘의 작용과 피부호흡을 원활하게 해준다.
▶ 노화된 피부의 상피를 제거해준다.
▶ 피부의 저항력을 높여준다.

경찰법이 근육에 미치는 효과는 다음과 같다.
▶ 혈액이나 림프의 흐름을 촉진함으로써 신진대사를 활발하게 하고, 근력을 향상시킨다.
▶ 피부밑이나 근육에 주입한 액체의 흡수를 촉진시킨다.

경찰법이 장기에 미치는 효과는 다음과 같다.
▶ 배 속에 있는 장기의 기능을 향상시킨다.
▶ 음식물의 소화·흡수를 돕는다.
▶ 배변을 돕는다.

두피의 경찰법

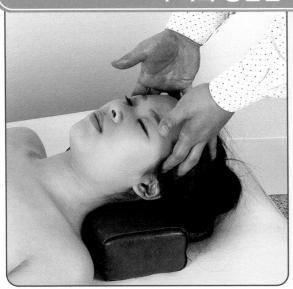

엄지를 제외한 네 손가락의 끝부분으로 이마뼈에서 시작해서 뒤통수뼈까지 가볍게 쓰다듬어 나간다.

이마의 경찰법

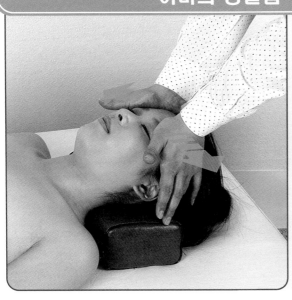

수근경찰법으로 화살표 방향으로 가볍게 쓰다듬는다. 힘의 방향이 수직을 유지하도록 한다.

눈썹주름근의 경찰법

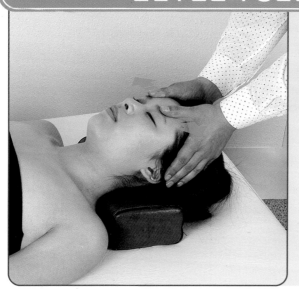

엄지를 이용하여 눈썹주름근부터 이마힘살까지 정중앙선(인당혈)을 기준으로 3~4회 쓰다듬는다.

눈둘레근의 경찰법

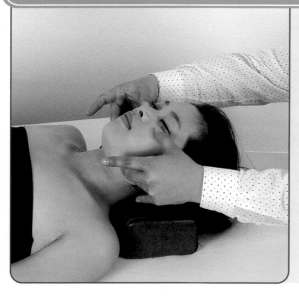

눈확위구멍·아래구멍부위를 엄지끝을 이용해 가볍게 3~4회 위아래로 돌려주면서 쓰다듬는다. 눈의 피로회복과 시력의 향상에 효과가 있다.

뺨의 경찰법

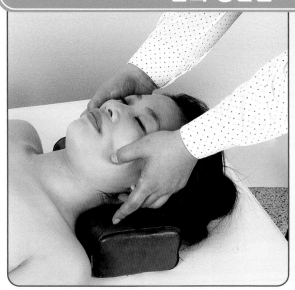

코끝 부분의 광대뼈가 시작 되는 부위에서 귀 앞쪽까지 를 엄지끝을 이용하여 지긋 이 누르면서 쓰다듬는다.

아래턱의 경찰법

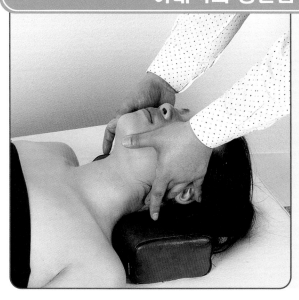

엄지끝부분을 이용하여 아래턱 정중앙선에서 귀 밑까지 가볍게 쓰다듬는 다.

손바닥의 경찰법

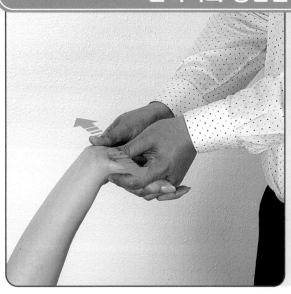

물건을 잡는 동작을 반복하면 손목에 피로가 쌓이게 된다.
피술자의 손바닥을 양손으로 잡고 스트레치시킨 후 엄지나 엄지두덩을 이용해 손목 정중앙선에서 화살표 방향으로 마사지한다.

아래팔의 경찰법

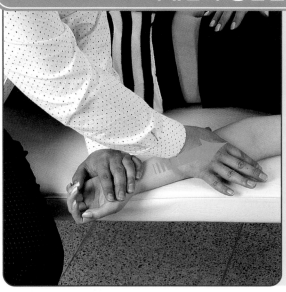

자뼈부위는 엄지, 노뼈부위는 네 손가락을 이용하여 손목에서부터 팔꿈관절까지 가볍게 쓰다듬는다.

장딴지근의 경찰법

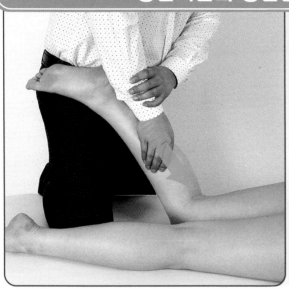

아킬레스힘줄부터 무릎관절 뒤쪽까지 엄지는 안쪽을, 네 손가락은 바깥쪽을 지긋이 잡고 시술한다.

발바닥의 경찰법

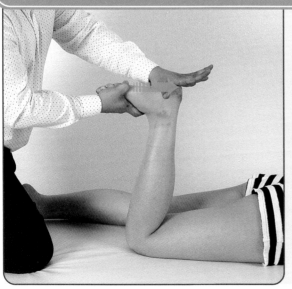

발가락에서부터 발꿈치뼈까지를 손목부위를 이용하여 시술한다.
평발인 사람과 발의 피로를 호소하는 사람이 크게 증가하였는데, 이런 증상을 가진 사람에게 효과가 있다.

등의 경찰법

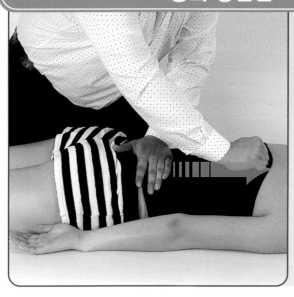

주먹을 가볍게 쥐고 엉치뼈 상단부터 대추혈(목뼈 7번)까지 척주세움근을 따라 쓰다듬는다.

배의 경찰법

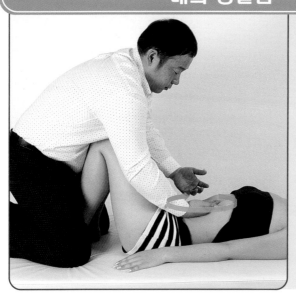

손등으로 실시하는 경찰법은 주로 호르몬의 밸런스가 무너지거나 소화불량, 생리통, 생리불순이 있는 여성에게 효과적이며, 급성 허리통증을 호소하는 사람에게도 효과가 있다.
배곧은근 정중앙부터 시계 방향으로 마사지한다.

2. 유념법

∙ ∙

유념법*(주무르기, petrissage)*은 손바닥 전체로 근육을 붙잡고 압박하여 반죽하는 것과 같은 동작을 반복하면서 말초에서 중추쪽을 향해 주무르는 방법이다.

유념법이 피부와 근육에 미치는 효과는 다음과 같다.

▶ 순환을 촉진시킨다.

▶ 노폐물을 제거해준다.

▶ 혈관을 확대시켜 동맥혈의 혈류량을 증가시킨다.

▶ 정맥혈의 흐름을 촉진한다.

▶ 신진대사가 활발해진다.

▶ 근육을 부드럽게 해준다.

▶ 근육의 용적을 늘리고, 근력·근수축력을 강화시킨다.

유념법이 배 및 피부에 미치는 효과는 다음과 같다.

▶ 위의 작용을 촉진해 소화흡수를 도와주며, 창자의 내용물이 배출되는 것을 돕는다.

▶ 피부의 지각기능을 향상시킨다.

▶ 피하지방을 분쇄하여 흡수를 촉진시킨다.

큰가슴근의 유념법

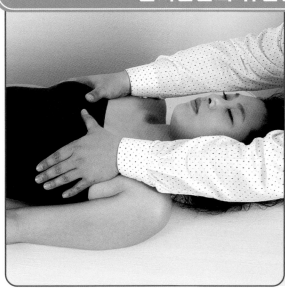

빗장뼈 하단부위를 양손바닥을 이용하여 가볍게 짜듯이 주무른다. 이때 피술자의 호흡에 맞추어 들숨 때는 동작을 작게, 날숨 때는 동작을 크게 하면 더 큰 효과를 얻을 수 있다.

허리뼈부위의 유념법

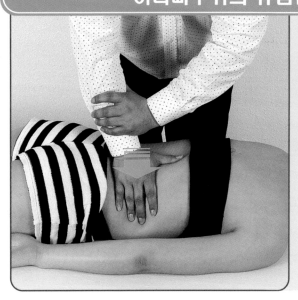

허리뼈부위를 손바닥을 이용하여 주무르는데, 이때 힘은 수직방향으로만 주어야 한다.
이 부위에는 창자로 가는 자율신경이 있고, 요통(허리통증)이 잦은 부위이다.

등세모근의 유념법 [1]

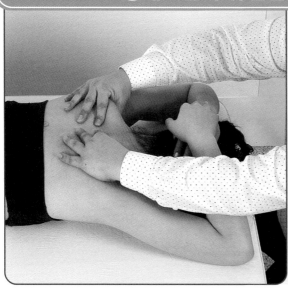

등세모근은 등뼈 6번부터 12번까지의 영역 내에 있으며, 스트레스를 많이 받으면 근육경직이 심하게 일어나는 부위이다.
엄지와 검지 두 손가락으로 짜듯이 주물러준다.

등세모근의 유념법 [2]

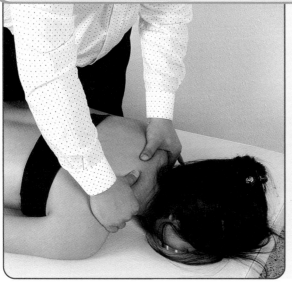

피술자의 등 뒤에서 등뼈에서부터 봉우리까지 주물러준다.

목 뒷부위의 유념법

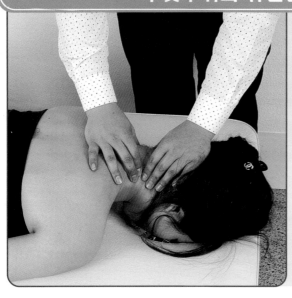

엄지와 검지를 이용하여 목뼈 4번을 시작점으로 하여 한쪽은 목뼈 1번, 다른 쪽은 목뼈 7번까지 3~4회 반복하여 주무른다.

어깨의 유념법

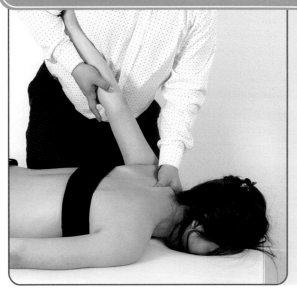

피술자의 팔꿈관절을 잡고 팔을 들어올린 후 등세모근 윗부분을 주물러준다.

어깨세모근의 유념법

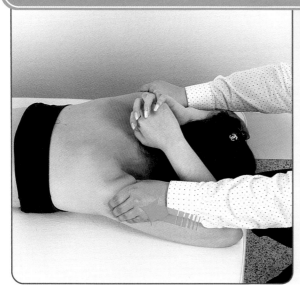

피술자는 양손을 사진처럼 목 뒤에서 깍지를 낀 채 엎드린다.

시술자는 양손바닥으로 피술자의 어깨세모근을 강하게 짜듯이 주무른다.

굳은어깨(오십견)를 비롯한 어깨의 통증 감소에 효과가 있다.

등부위의 유념법 (1)

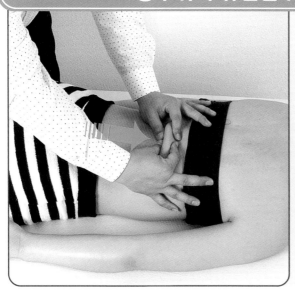

허리뼈부위부터 화살표 방향으로 엄지와 검지를 사용하여 근육층을 주물러 올라간다.

이 테크닉은 유착되어 있는 근육의 피로를 풀어준다.

등부위의 유념법 (2)

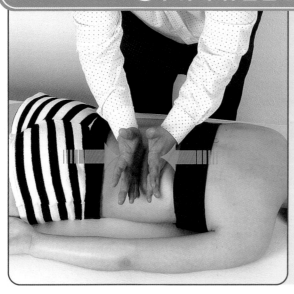

양쪽 손날을 이용하여 근육이 서로 만나게 하여 주무르는 방법이다. 이때 근육층을 두껍게 잡을수록 편리하다.

등부위의 유념법 (3)

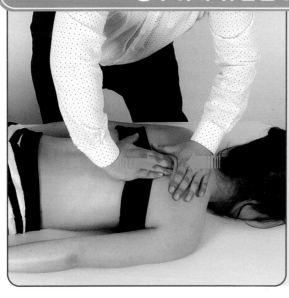

한 손은 피술자의 등부위에 고정시키고, 다른 손으로 고정된 손을 덮치듯이 주물러 준다. 근육의 유착을 풀어주는 데 효과적이다.

허리뼈부위의 유념법

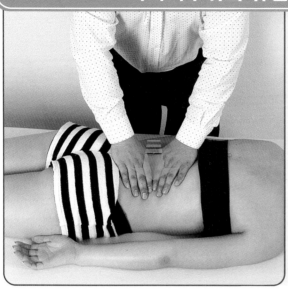

인간은 직립보행을 하기 때문에 허리에 큰 부하가 가해진다.
허리의 굽이(만곡)를 염두에 두고 양엄지와 네 손가락을 이용해 지긋이 누르며 주물러준다.

마름근의 유념법

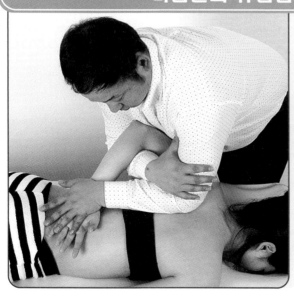

야구선수처럼 어깨를 많이 쓰는 사람들은 이 부위가 경직되기 쉽다.
마름근에 경결이 발생하여 엄지로 시술하기 어려울 때에는 시술자는 팔꿈관절을 이용하여 피술자의 어깨관절을 위아래로 운동시키며 주무르는 기술을 사용한다.

어깨뼈의 유념법

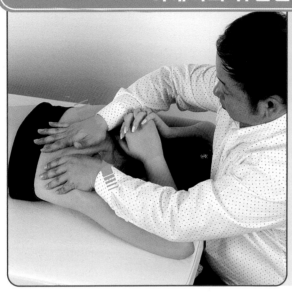

시술자는 한쪽 엄지로 피술자의 어깨세모근 상부에서 등쪽으로 힘을 가해 주무르고, 다른 손의 손바닥으로 어깨뼈 상단에서 머리쪽으로 동시에 주물러준다.

아래턱의 유념법

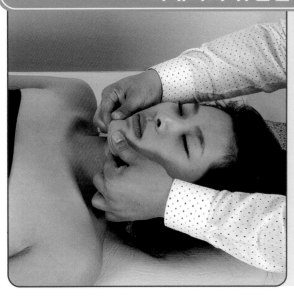

양쪽 엄지와 검지를 이용하여 아래턱 정중앙선에서 귀밑까지 주물러준다.

눈썹주름근의 유념법

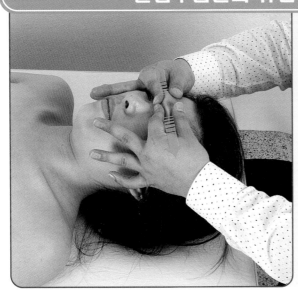

양손의 엄지와 검지로 눈썹주름근을 잡은 후 검지를 고정시키고 엄지만을 이용하여 정중앙에서부터 눈썹을 따라 관자놀이까지 주무른다.

장딴지근의 유념법 (1)

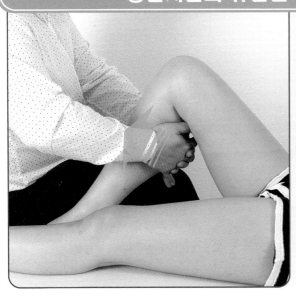

피술자의 발을 고정시키고, 장딴지근 전체를 양손을 깍지낀 채 마사지한다. 요통이 있는 사람은 이 부위에 경결이 있다. 화살표 방향으로 당겨준다.

장딴지근의 유념법 (2)

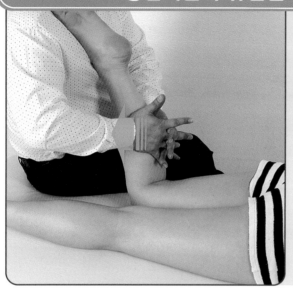

피술자는 엎드린다. 시술자는 피술자의 발을 가슴에 고정시키고 양손은 깍지낀 채 피술자의 장딴지를 몸쪽으로 당겨준다.

목빗근의 유념법

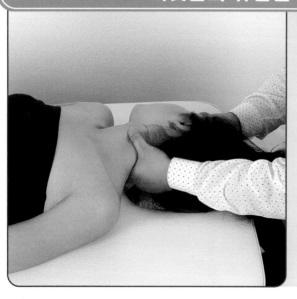

목빗근은 흔히 목의 안전벨트라고 한다. 물리적인 충격이 가해졌을 때 목을 잡아주고 회전시키는 역할을 담당한다. 지속적인 자극과 잘못된 수면자세로 인하여 목빗근에 문제가 발생할 수 있다.
피술자의 목을 최대한 스트레치시킨 후 둥근 원을 그리듯이 주물러준다.

작은원근 · 큰원근의 유념법

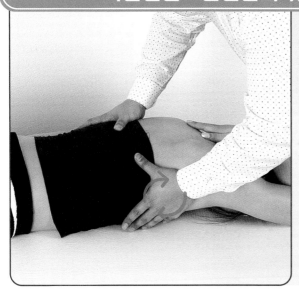

작은원근·큰원근은 굳은어깨(오십견)의 주동근이라고 할 수 있다. 피술자가 팔을 들어올려 손바닥을 목뼈부위에 올리면 시술자는 손바닥을 이용하여 피술자의 작은원근과 큰원근을 회전하듯이 주물러준다.

궁둥구멍근의 압박유념법 (1)

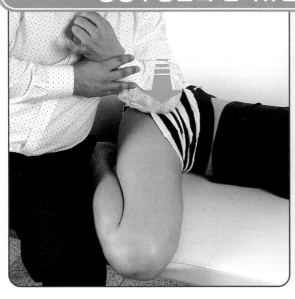

피술자의 다리를 접어 넙다리를 편다. 시술자는 팔꿉관절을 이용하여 지긋이 압박하면서 눌러준다.

궁둥구멍근의 압박유념법 (2)

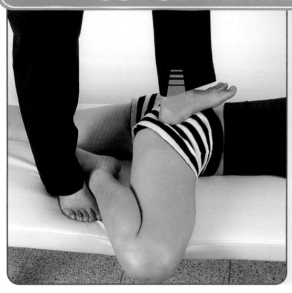

피술자는 다리를 접어 넙다리를 편다. 시술자는 발꿈치를 이용하여 마사지한다.

큰볼기근의 유념법

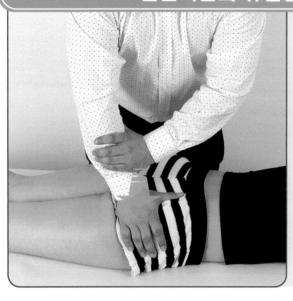

궁둥(좌골)신경통이나 추간판탈출이 있는 사람은 큰볼기근, 궁둥구멍근에 경결이 생기기 쉽다. 손목으로 깊게 주물러서 경결을 풀어준다.

넙다리부위의 유념법

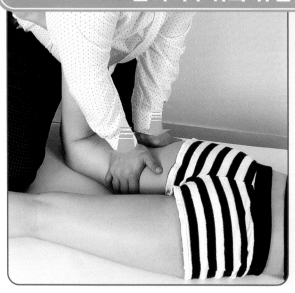

넙다리뒷면을 양손 손목부위로 누른다. 이때 시술자는 팔힘이 아니라 체중을 실어서 시술한다.

발의 유념법

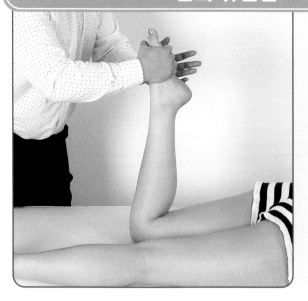

발의 피로를 해소하기 위해 발을 폄과 동시에 유념법을 실시한다.

3. 강찰법

강찰법(*강하게 쓰다듬기, friction*)은 엄지를 세워서 피술자의 국소에 송곳을 찌러 넣는 것처럼 누르고, 팔꿉관절로 피술자의 엉덩관절을 둥글게 원을 그리듯이 움직이면서 문질러주는 방법이다.

강찰법은 유착을 완화시키거나 응어리를 풀어주는 효과가 있다. 그러나 매우 강한 손기술이기 때문에 시술 시 주의를 요한다.

강찰법은 혈액 및 림프의 순환을 촉진시키는 기능을 한다. 조직이 유착되거나 병적 산물이 있을 때는 압박 때문에 국부순환에 장애가 발생한다. 이 경우에 강찰법을 실시하면 건강한 부위와 좋지 않은 부위 사이에 음압(陰壓)이 생겨 주위의 혈액흐름을 원활하게 해주고, 좋지 않은 부위에 고여 있는 물질을 주위로 분산시키고 흡수를 촉진시키는 효과가 있다.

농후한 응혈이나 만성염증을 그냥 방치해두면 쉽게 흡수되지 않으므로 강찰법으로 마사지하여 풀어 분산시켜 주는 것이 좋다.

등부위의 강찰법

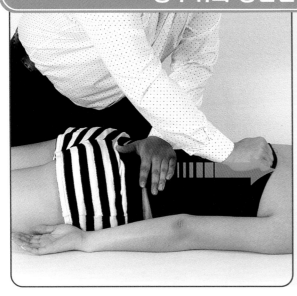

피부층을 지나 근육층까지 압을 강하게 주어 쓰다듬는다.

손바닥의 강찰법

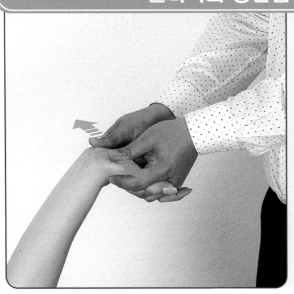

피술자의 손을 양손으로 잡고 양엄지를 이용하여 강하게 쓰다듬는다.

배의 강찰법

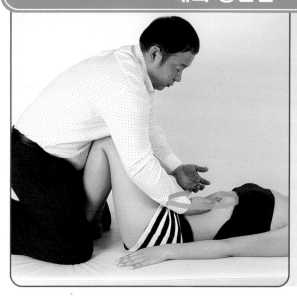

피술자의 배를 손등을 이용하여 시계방향으로 강하게 쓰다듬는다.

발바닥의 강찰법

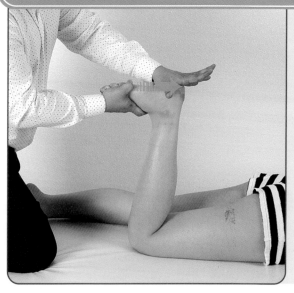

발가락의 시작부위에서부터 발꿈치까지 강하게 쓰다듬는다.

4. 압박법

압박법(누르기, compression)은 엄지나 손바닥을 마사지할 부위에 대고 압박하는 방법이다. 압박으로 자극을 주어 반사적인 기능항진이나 통증완화가 되도록 실시한다.

압박법의 생리적 작용은 압박의 강도나 지속시간의 길고 짧음에 따라 항상 일정한 것은 아니다.

1) 간헐적 압박법의 효과

팔이나 다리의 끝부분에서 중추로 향해 시술하는 한 손 또는 두 손으로 하는 간헐적 압박법에 의한 마사지는 정맥·림프의 흐름을 좋게 하는 작용이 있으므로 팔이나 다리의 순환장애, 수종(hydrops) 등에 효과가 있다.

관절부위에 시술하는 간헐적 압박은 관절에 자극을 주어 강하게 한다. 따라서 여러 가지 질환으로 관절조직이 약해져 있는 경우에 효과가 있다.

배에 시술하는 간헐적 압박은 배 속의 압력을 변화시켜 위의 작용을 활발하게 하는 작용이 있기 때문에 위의 기능저하로 인한 질환에 효과가 있다.

2) 지속적 압박법의 효과

지속적 압박법은 언제나 신경이나 근육의 흥분성을 높여주는 작용을 하므로 신경통·경련 등에 시술하면 매우 효과적이다.

등부위의 압박법 (1)

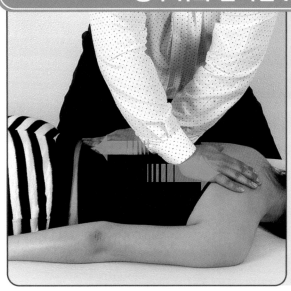

등의 척주세움근에 양손을 엇갈려 대고 손목으로 누르는 방법이다.
팔힘이 아닌 체중을 이용하여 압을 가해야 한다.

등부위의 압박법 (2)

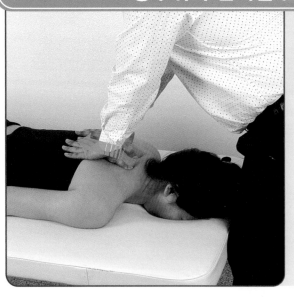

피술자의 머리쪽에서 양엄지를 이용하여 척주 가로돌기를 지긋이 누른다.

등부위의 압박법 [3]

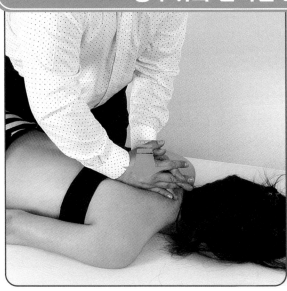

양손의 손날을 피술자의 가로돌기 및 척주세움근에 고정시키고, 숨을 내쉬게 한 다음 가볍고 빠르게 눌러준다.

허리의 압박법

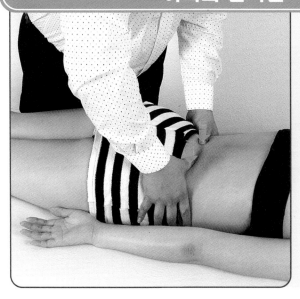

양엄지를 이용하여 엉치뼈의 상부에서부터 허리뼈의 1번까지 압박한다. 체중을 실어서 3초 이상 지긋이 누른다.

어깨뼈의 압박법

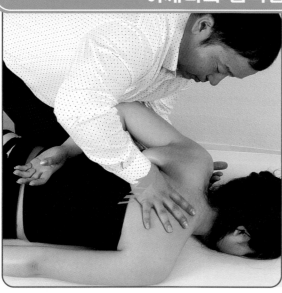

피술자의 팔을 허리쪽으로 돌리고, 시술자의 한 손은 피술자의 어깨 앞쪽을 받치고 다른 손의 손가락을 이용하여 어깨뼈 안쪽을 지긋이 눌러준다.

등세모근 상부의 압박법

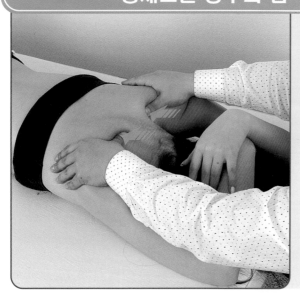

등세모근 상부를 양엄지로 5초 이상 눌러준다. 경결이 심하거나 통증을 호소하는 사람은 팔을 뒤로 올려 등세모근 상부를 수축시킨 상태에서 시술하는 것이 좋다.

배의 압박법

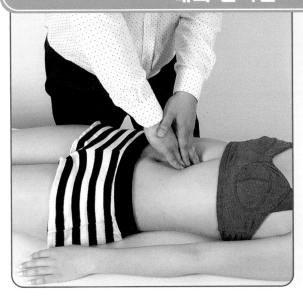

양손의 손가락을 모아 배를 압박하는데, 피술자가 숨을 내쉴 때 지긋이 눌렀다가 숨을 들이마실 때 손을 뗀다.

배 윗부분의 압박법

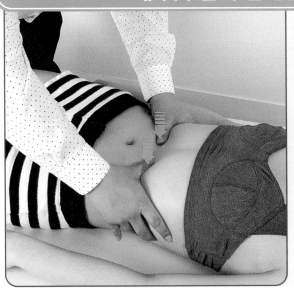

12번째 갈비뼈 아래쪽을 양엄지로 밀면서 압박한다.

이마의 압박법

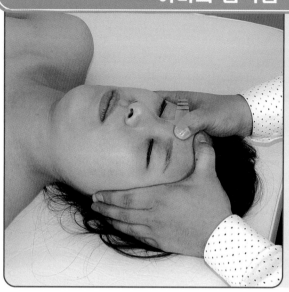

양엄지를 이용하여 이마부위의 인당혈(정중앙선)을 기준으로 눌러준다. 스트레스 해소, 정신집중에 효과가 있다. 마루부위까지 압박하는 것이 좋다.

이마 측면의 압박법

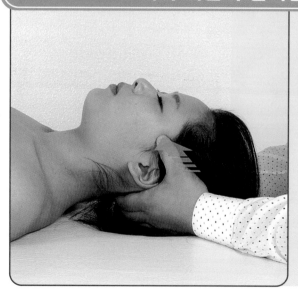

귀와 눈썹끝 사이의 중앙부를 양엄지를 이용하여 지긋이 5초간 3~5회 압박한다. 편두통이 심한 사람에게 효과적이다.

귀부위의 압박법

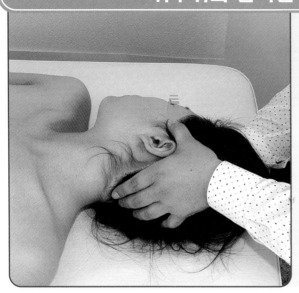

엄지를 이용하여 귀 앞쪽에서 귓바퀴까지 밀면서 눌러준다. 눈이나 귀에 이상이 있거나 정신집중이 잘 안 되고, 호르몬 분비에 이상이 있는 사람에게 효과적이다.

백회혈의 압박법

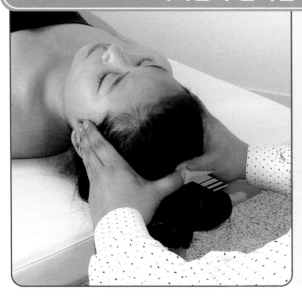

백회(百會)는 정신집중을 높여주는 경혈로 전신의 기와 에너지의 순환을 컨트롤한다. 숨을 내쉴 때 양엄지를 겹쳐서 누른다.

눈 주위의 압박법

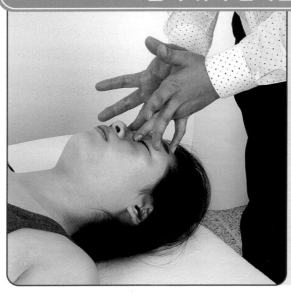

양손 약지를 이용하여 눈안쪽(눈물샘)을 5초 정도 지긋이 압박한다. 5회 반복하여 실시한다. 눈의 피로에 효과가 있다.

목부위의 압박법

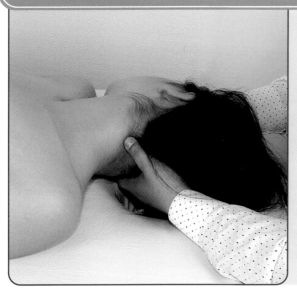

목뼈의 가시돌기 양쪽을 엄지로 턱이 들릴 만큼 밀어올리며 압박한다. 처음부터 강하게 하지 말고 서서히 강도를 높인다. 눈의 피로와 두통 등에 효과가 있다.

아래팔의 압박법 [1]

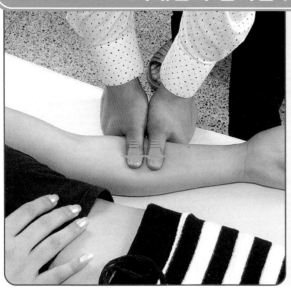

피술자의 아래팔을 자뼈부위, 노뼈부위로 나누어 엄지를 이용하여 한쪽씩 마사지한다. 이때 팔힘에 의존하지 말고 체중을 실어서 눌러야 한다.

아래팔의 압박법 [2]

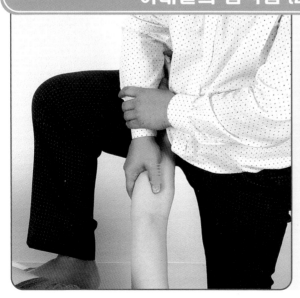

피술자의 아래팔을 들어올린 후 엄지와 네 손가락으로 마사지한다. 한 손 혹은 두 손 모두를 사용해도 무방하다.

아래팔의 압박법 (3)

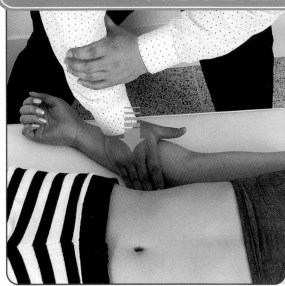

손목부위를 이용하여 지긋이 5~10초 압박하였다가 이완하기를 5회 이상 반복한다.
손목굴증후군이나 손목통증으로 고생하는 사람에게 효과적이다.

손바닥의 압박법

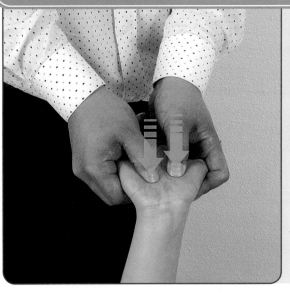

피술자의 손가락에 양손의 손가락을 끼어 스트레치한 후 엄지끝부분을 이용하여 가볍게 압박한다.

궁둥구멍근의 압박법 (1)

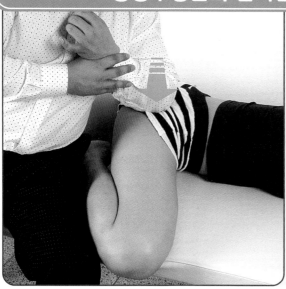

피술자의 다리를 접어 넙다리를 편 다음 시술자는 팔꿈치를 이용하여 체중을 실어서 궁둥구멍근을 지긋이 눌러준다. 깊게 마사지한다.

궁둥구멍근의 압박법 (2)

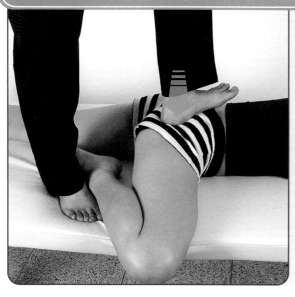

피술자의 다리를 접어 넙다리를 편 다음 시술자는 발꿈치를 이용하여 궁둥구멍근을 깊게 마사지한다.

넙다리 뒷면의 압박법 (1)

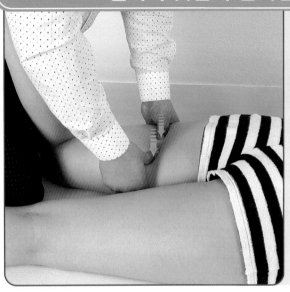

무릎 뒤쪽 햄스트링스에서부터 궁둥뼈결절까지 양쪽 엄지를 이용하여 서서히 눌러준다.

햄스트링스는 근 분리가 일어나기 쉬운 부위이며, 궁둥신경이 지나가는 부분이기도 하기 때문에 근육과 힘줄을 이완시켜주는 것이 중요하다.

넙다리 뒷면의 압박법 (2)

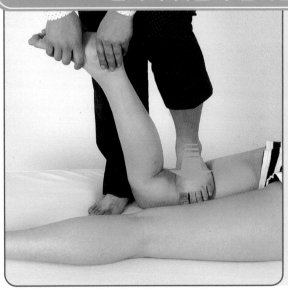

발꿈치를 이용하여 넙다리 뒷면의 햄스트링스를 눌러준다.

정강뼈의 압박법

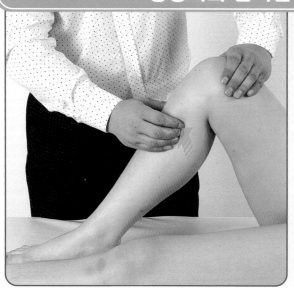

엄지와 검지를 이용하여 정
강뼈부위를 눌러준다.

아킬레스힘줄의 압박법

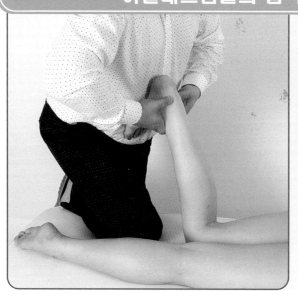

아킬레스힘줄의 양 옆을 양
쪽 엄지를 이용하여 눌러준
다. 이때 피술자의 발을 시
술자의 몸에 고정시켜 아킬
레스힘줄을 편 후에 시술한
다.

발목 모음 후 압박법

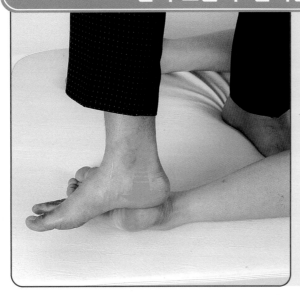

피술자의 발목을 모은 다음 발꿈치를 이용하여 압박한다.

발목 벌림 후 압박법

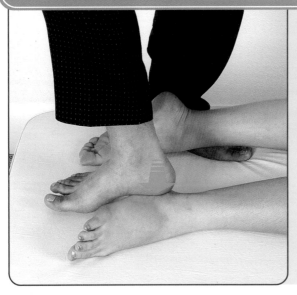

피술자의 발목을 벌린 다음 발꿈치를 이용하여 압박한다.
발목염좌가 자주 일어나는 사람에게 효과적이다.

발바닥의 압박법 (1)

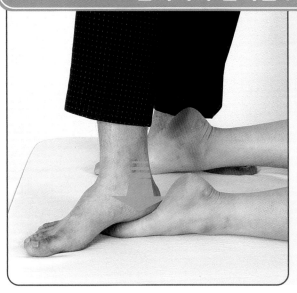

피술자의 발바닥을 발꿈치를 이용하여 압박한다. 5분 이상 압박하면 충분한 효과를 거둘 수 있다.

발바닥의 압박법 (2)

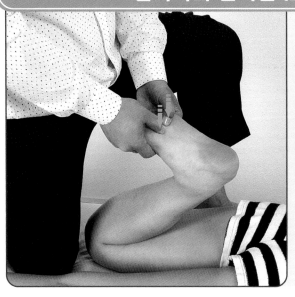

피술자의 발을 편 후 양엄지를 이용하여 지긋이 누르며 압박한다.
발바닥은 피로가 많이 쌓이는 부위이기 때문에 자극을 주면 큰 효과를 얻을 수 있다.

5. 고타법

고타법(두드리기, percussive strokes)은 두 손바닥이나 가볍게 쥔 주먹을 사용해서 피술자의 신체부위를 두 손을 번갈아가며 가볍고 경쾌하게 두드리는 기술이다. 이 기술은 빠르면서 리드미컬한 손놀림으로 하여야 하며, 숙련자는 1초에 약 10~14번까지 두드릴 수 있다고 한다. 그러나 상대를 두드리면서 때린다는 기분에 사로잡혀서 시술하면 효과가 떨어진다는 사실을 알아두어야 한다.

고타법은 시술부위의 혈액순환을 원활히 하고 영양공급을 증가시킨다. 또, 근육섬유에 자극을 주어 근육의 수축력을 강화시킨다. 강한 물리적 자극을 줌으로써 충혈을 일으키고, 근육의 긴장력을 높이고 맥관 주위의 신경이나 분비신경의 작용을 원활하게 해준다. 중추신경계통에 대한 고타법은 시간이나 강도에 비례해 맥관을 확장 또는 수축시키는 효과가 있어서 자극제 또는 진정제 작용도 할 수 있다.

▶ 수권고타……가볍게 쥔 주먹을 살짝 옆으로 기울여 새끼손가락 부근을 피부에 대고 리드미컬하게 두드린다. 등허리부위(요배부) 외에도 넙다리나 종아리에 시술할 때 쓰인다.

▶ 박타법……손가락을 오므리고 손바닥을 둥그렇게 모아 탁탁 두드린다. 등허리부위, 가슴, 배 등을 마사지할 때 사용한다. 손바닥을 뒤집어 손등으로 두드리는 타법은 등, 장딴지, 종아리 등을 마사지할 때 이용한다.

▶ 절타법……양손을 교대로 움직여 탁탁 끊듯이 두드린다. 몸의 모든 부위에 실시할 수 있다.

▶ 합장절타법……손을 맞대고 손가락을 펴서 탁탁 끊듯이 두드린다. 등허리부위 외에 어깨위쪽 등을 마사지할 때 이용한다.

등의 박타법

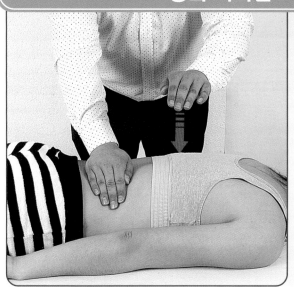

손가락을 모으고 손바닥을 구부려 오목하게 들어간 부분으로 두드리는 방법이다. 주로 등, 가슴, 배, 넙다리 등을 마사지할 때 사용한다.

넙다리지의 박타법

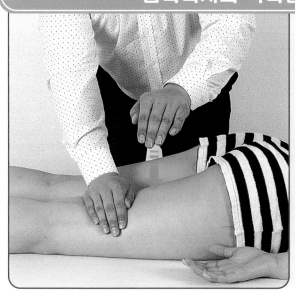

손가락을 모으고 손바닥을 구부려 오목하게 들어간 부분으로 가볍게 두드린다.

등의 수권고타법

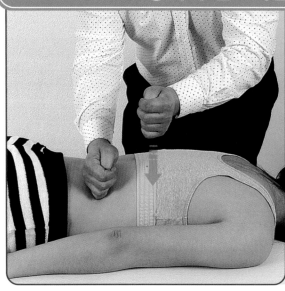

가볍게 손을 말아쥐고 손목을 이용하여 두드린다. 근육막이 단단하고 피부가 두꺼운 등, 허리, 엉덩이, 넙다리 등을 마사지할 때 사용한다.

넙다리의 수권고타법

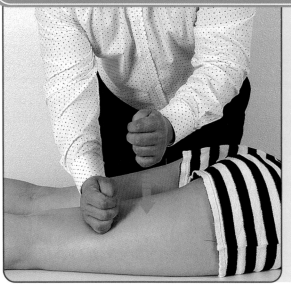

가볍게 손을 말아쥐고 손목을 이용하여 두드린다.

등의 합장절타법

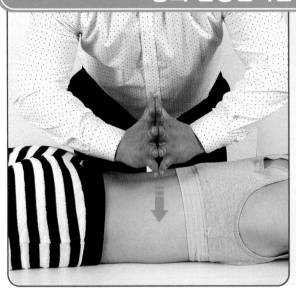

양손을 맞댄 후 손의 힘을 빼고 손목을 이용하여 가볍게 두드린다.

넙다리의 합장절타법

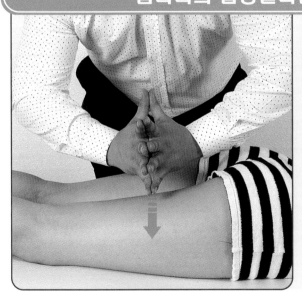

양손을 맞대고 손의 힘을 뺀 후 손목을 이용하여 가볍게 두드린다.

6. 진동법

진동법(흔들기, *vibration or shaking*)은 손이나 손가락을 사용해 가늘게 떨리는 진동을 피술자의 몸에 전달하는 기술이다. 리드미컬하게 자극을 가함으로써 신경근육의 기능을 높이고 흥분시키는 효과를 준다. 진동법을 과하게 실시하면 오히려 신체에 무리가 올 수 있다. 이 기술은 가볍고 부드럽게 흔들어 피술자가 상쾌하고 시원한 기분을 느낄 수 있도록 시술하여야 한다.

진동법으로 마사지하면 나타나는 생리적 작용은 다음과 같다.

▶ 정맥혈의 순환이 좋아진다.

▶ 신경을 흥분시키는 작용을 한다.

▶ 혈관을 확장시킨다.

▶ 진동에 의한 기계적 작용으로 정맥혈의 순환을 돕기 때문에 혈액순환도 좋아 지며, 내장을 자극하여 내장기능을 활성화시킨다.

수장진동법 및 지단진동법에 의한 마사지는 ① 신경이나 근육의 기능을 높여주 며, ② 배에 이것을 실시하면 위의 작용을 높여 음식물의 소화·흡수나 변통을 좋게 해준다. 이 두 가지 진동법은 신경·근육·내장기능이 감퇴했을 경우에 실시하면 효 과가 있다.

한편 견인진동법은 ① 혈액순환을 높여주며, ② 신경기능을 증진시킨다. 그러 므로 팔이나 다리의 마비, 지각신경이나 운동신경의 기능이상, 예를 들어 서경증 (*writer's cramp*) 등에 실시하면 효과가 있다.

아래팔의 진동법 (1)

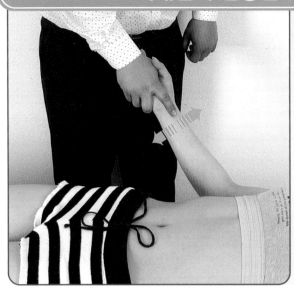

피술자의 손을 악수하듯이 잡고 피술자의 아래팔과 위팔을 시술대로부터 들어올린 후 가볍게 흔들어준다.

아래팔의 진동법 (2)

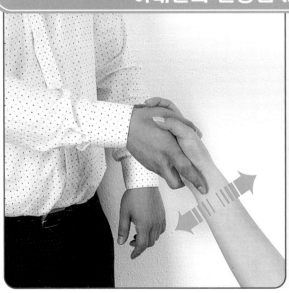

피술자의 위팔은 시술대 위에 놓고 아래팔만을 들어올린 후 가볍게 흔들어준다.

양팔 편 후 진동법

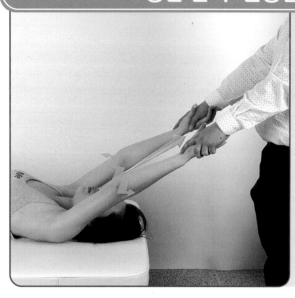

피술자의 머리 위쪽에서 피술자의 양손을 편 후 가볍게 흔들어준다. 어깨통증을 완화시켜주며, 전신운동이 된다.

장딴지의 진동법

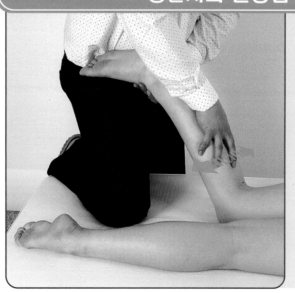

피술자의 다리를 들어올린 후 장딴지부위를 잡고 가볍게 흔들어준다.

7. 신전법

신전법은 스포츠마사지 시술 후에 주로 다리부분의 힘줄(건)과 근육을 이완시켜주는 기술이다. 혈액순환을 도우며 근육의 긴장을 풀어주는 효과가 있다. 피술자가 통증을 느끼지 않을 정도로 천천히 이완하고 10~30초 동안 정지한다. 또한 스포츠마사지 시술 전·후에 실시하면 몸의 긴장이 어느 정도 풀렸는지를 확인할수 있다.

신전법은 주로 근육을 이완시키는 방법이며, 관절운동에 장애가 있을 때 관절의 가동범위를 향상시켜줌으로써 근육이나 관절의 상해예방에 도움을 주는 방법이다. 다시 말해서 근육을 관절의 최대가동범위 안에서 이완시키는 방법이며, 굽혔다펴기 및 벌림·모음 운동을 병행하면서 시술한다. 이때 굽혔다펴기나 벌림·모음운동은 피술자 스스로 하거나 시술자가 보조하여 할 수도 있다.

어깨의 신전법 (1)

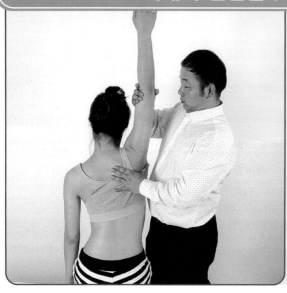

피술자는 앉은 자세를 취하고, 시술자는 피술자의 뒤에서 한 손으로 피술자의 어깨뼈를 받치고 다른 손으로는 피술자의 팔을 잡아 뒤쪽으로 펴준다.

어깨의 신전법 (2)

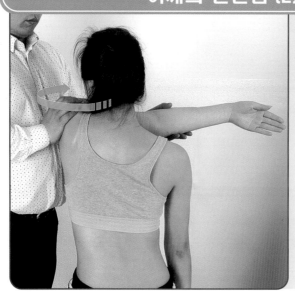

피술자는 앉은 자세를 취하고, 시술자는 피술자의 옆쪽에서 한 손은 피술자의 어깨 관절은 잡고 다른 손은 팔꿈 관절을 잡은 후 펴준다.

어깨의 신전법 (3)

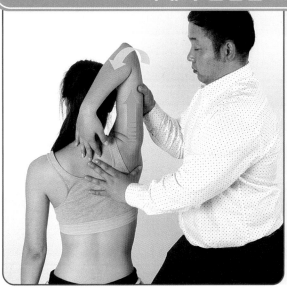

피술자는 앉은 자세를 취하고, 시술자는 한 손으로 피술자의 어깨뼈를 받치고 다른 손으로 피술자의 위팔을 잡아 올리면서 뒤쪽으로 펴준다.

어깨의 신전법 (4)

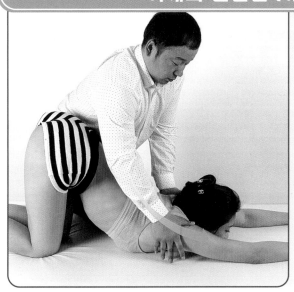

피술자는 무릎을 꿇고 엎드려 양팔을 앞으로 쭉 뻗은 자세를 취하고, 시술자는 피술자의 양어깨를 잡고 지긋이 누르며 펴준다.

어깨의 신전법 (5)

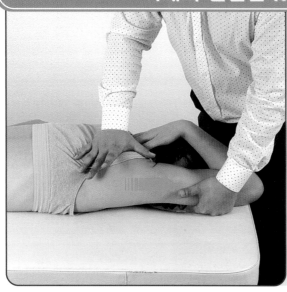

피술자가 엎드린 자세에서 한 손을 굽혀 머리 뒤쪽으로 보내면, 시술자는 한 손으로 피술자의 위팔을 잡고 다른 손으로는 어깨관절을 눌러 펴준다.

어깨의 신전법 (6)

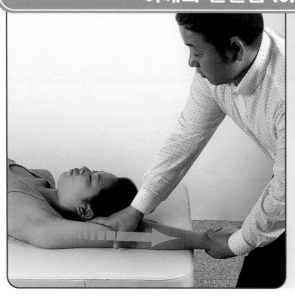

피술자는 누운 자세로 한팔을 위쪽으로 뻗고, 시술자는 한 손으로 피술자의 손목을 잡고 다른 손은 위팔을 잡은 후 위쪽으로 당겨 펴준다.

어깨의 신전법 (7)

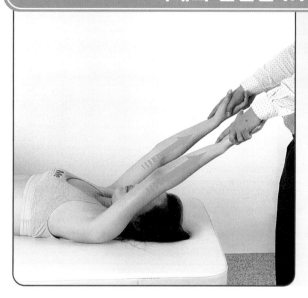

피술자의 머리 위쪽에서 양 손을 잡고 들어올린 후 잡아 당겨 펴준다.

작은가슴근/어깨뼈 신전법

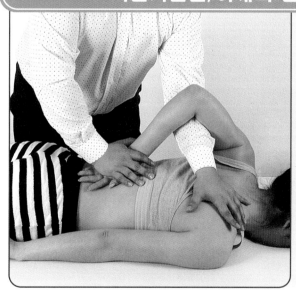

피술자는 엎드린 자세를 취 하고, 시술자는 한 손으로 피술자의 한팔을 뒤로 돌려 허리뼈부위에 고정시키고 다른 손은 피술자의 팔과 등 사이에 집어넣어 반대쪽 어 깨뼈를 지긋이 누르면서 작 은 가슴근과 어깨뼈를 동시 에 펴준다.

마름근의 신전법

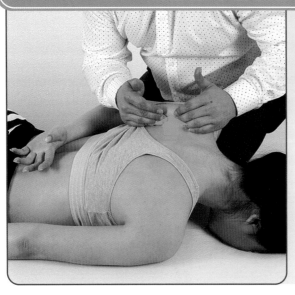

시술자는 피술자의 어깨앞
쪽을 한쪽 무릎으로 받치고,
양손으로 피술자의 어깨뼈
안쪽모서리를 잡고 펴준다.

머리널판근의 신전법

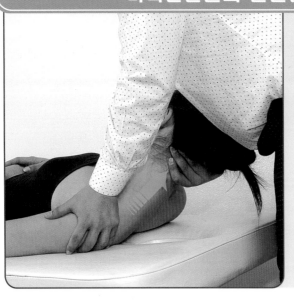

시술자는 한 손으로 피술자
의 어깨를 잡고 다른 손으로
는 피술자의 뒷목을 잡은 후
에 옆으로 당기면서 펴준다.

목빗근의 신전법

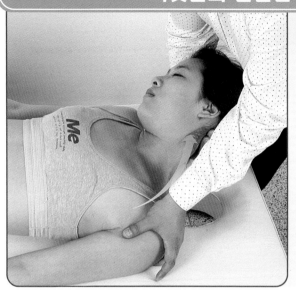

시술자는 한 손으로 피술자
의 어깨관절을 잡아 고정시
키고, 다른 손으로는 피술
자의 뒷목을 잡은 후 옆으로
당기면서 펴준다.

목부위의 신전법

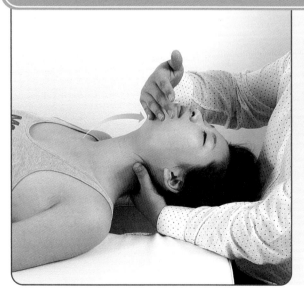

시술자는 한 손으로는 피술
자의 목을 받치고, 다른 손
으로 피술자의 아래턱을 잡
은 후 당기면서 펴준다.

못 뒷부분의 신전법

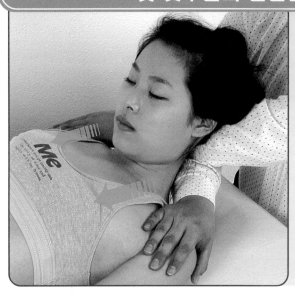

시술자는 피술자의 목 뒤에서 양팔을 엇갈려 양어깨를 잡은 후 교차부위를 피술자의 뒤통수뼈에 대고 들어올리면서 펴준다.

등부위의 신전법 (1)

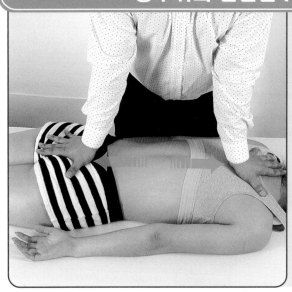

시술자는 한 손은 피술자의 등뼈부위, 다른 손은 엉덩이부위에 대고 반대방향으로 힘을 주면서 펴준다.

등부위의 신전법 (2)

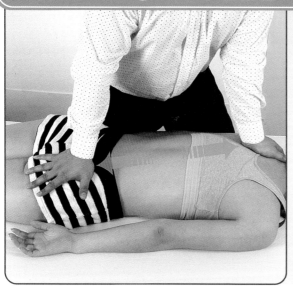

시술자는 피술자의 등부위를 대각선방향으로 펴준다. 반대쪽 대각선으로도 실시한다.

허리의 신전법 (1)

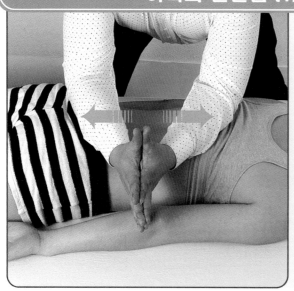

시술자의 팔꿈치를 이용하여 피술자의 허리부위를 펴준다.

허리의 신전법 (2)

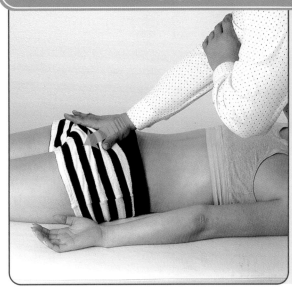

시술자는 손목부위를 피술자의 엉치뼈에 밀착시키고 펴준다.

넙다리의 신전법 (1)

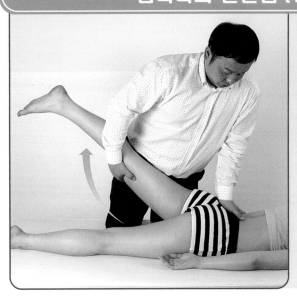

시술자는 한 손으로 피술자의 무릎을 잡고, 다른 손은 엉덩뼈 부위에 댄 후 피술자의 다리를 들어올려 넙다리를 펴준다.

넙다리의 신전법 (2)

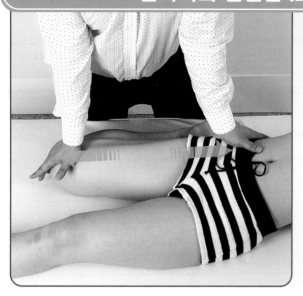

피술자의 한쪽 다리를 굽힌 후 시술자는 한 손으로 피술자의 무릎에, 다른 손은 피술자의 엉덩뼈부위에 댄 후 펴준다.

다리의 신전법 (1)

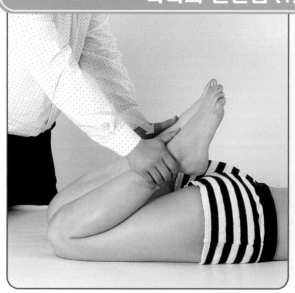

피술자의 양발목을 잡고 엉덩이부위쪽으로 최대한 밀면서 펴준다.

다리의 신전법 (2)

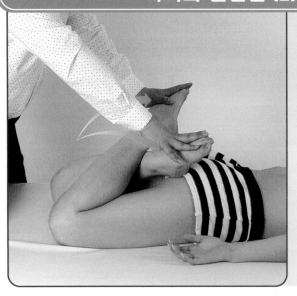

피술자의 양다리를 교차시
킨 후 발등을 엉덩이부위쪽
으로 최대한 밀면서 펴준다.

장딴지의 신전법

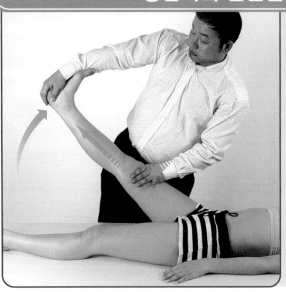

시술자는 한 손을 피술자의
무릎에 대고, 다른 손으로
발꿈치를 잡고 다리를 들어
올려 장딴지근과 아킬레스
힘줄을 동시에 펴준다.

아킬레스힘줄의 신전법

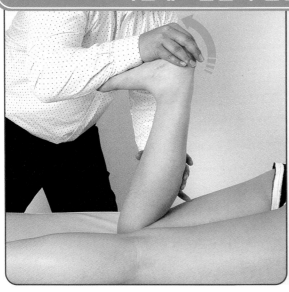

피술자의 발꿈치를 잡고 발가락방향으로 최대한 당겨서 아킬레스힘줄을 펴준다.

발꿈치의 신전법

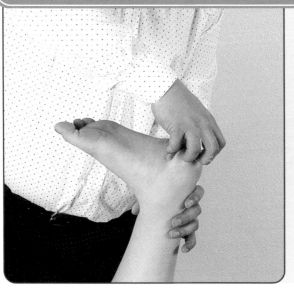

피술자의 발꿈치부위를 잡고 발가락쪽으로 최대한 펴준다.

발목의 모음

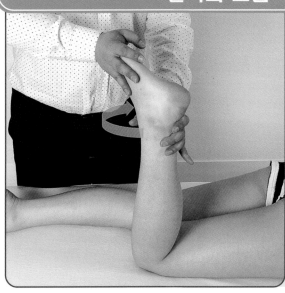

한 손은 피술자의 발목을 잡
고 다른 손으로 발가락부분
을 잡고 최대한 모아준다.

발목의 벌림

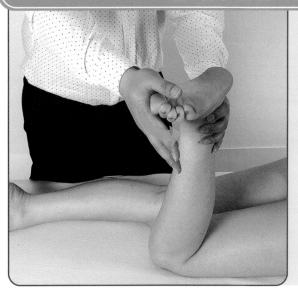

한 손은 피술자의 발목을 잡
고 다른 손으로 발가락부분
을 잡고 최대한 벌려준다.

발가락의 신전법

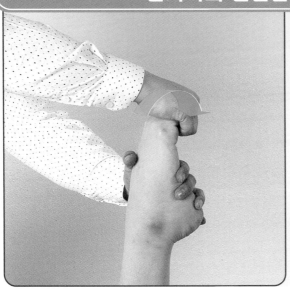

한 손으로는 피술자의 발을 지지하고 다른 손으로 피술자의 발가락을 최대한 펴준다.

8. 운동법

운동법(*exercise method*)은 몸을 일정한 방향으로 움직여 그 기능을 높여주는 방법이다. 혼자서 실시하는 능동운동법과 다른 사람이 움직임을 이끌어 주는 타동운동법이 있다.

일반적으로 근육의 작용이 불완전하거나 경직되었을 때나, 관절운동에 장애가 있을 경우에 관절가동범위를 확대하기 위해 실시하는 방법이다. 한편 근육의 발육을 좋게 하고, 관절을 강화시키기 위해 운동법을 실시하기도 한다.

이러한 운동법은 상해를 당했을 때 빠른 회복과 재활을 위해서 의료마사지의 일환으로 실시하는 경우도 있다.

타동운동법은 근육이나 관절을 최대한으로 당겨서 늘려주는 방법이다. 이것은 수축된 근육이나 조직을 경찰법으로 이완시킨 다음 더 큰 신장효과를 얻기 위해 시술하며, 재활기에 보조수단으로 활용되기도 한다.

어깨회전운동

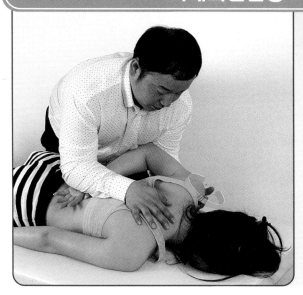

피술자의 한쪽 팔을 들어올려 손을 허리뼈부위에 놓은 후, 시술자는 한손으로 피술자의 등을 그림과 같이 누르고, 다른 손으로 어깨 앞쪽을 잡고 시계방향, 반시계방향으로 회전운동을 각각 실시한다.

어깨뼈상하운동

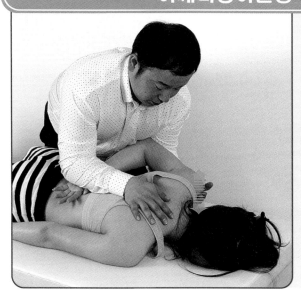

피술자의 한쪽 팔을 들어올려 손을 허리뼈부위에 놓은 후, 시술자는 한 손으로 피술자의 등을 그림과 같이 누르고, 다른 손으로 어깨부위를 잡고 상하운동을 반복하여 실시한다.

어깨상하운동

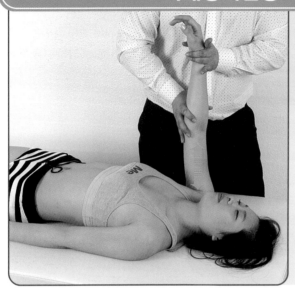

피술자의 팔꿈치가 구부러
지지 않도록 한손을 대고 다
른 손은 피술자의 손목을 잡
은 후 상하운동을 실시한다.

샅굴부위/골반 가쪽운동

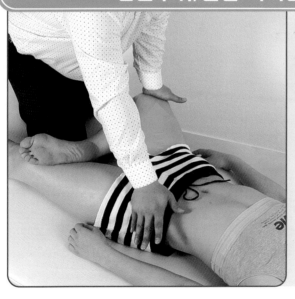

한 손은 피술자의 엉덩뼈부
위에 대고 다른 손은 무릎에
댄 후 지긋이 누르면서 운동
시킨다.

넙다리/골반 내반운동

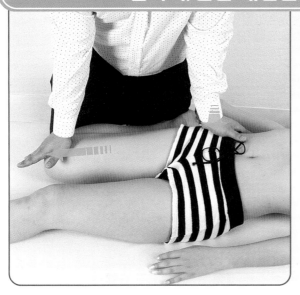

한 손은 피술자의 엉덩뼈부위에, 다른 손은 무릎에 대고 지긋이 누르면서 운동시킨다.

엉덩관절 운동

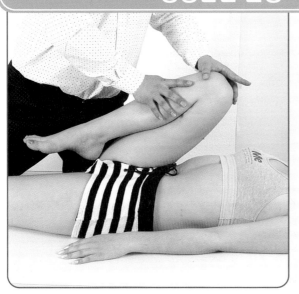

피술자의 무릎을 굽힌 후 한 손은 무릎에 대고 다른 손은 정강뼈부위를 잡은 후 상하좌우로 운동을 실시한다.

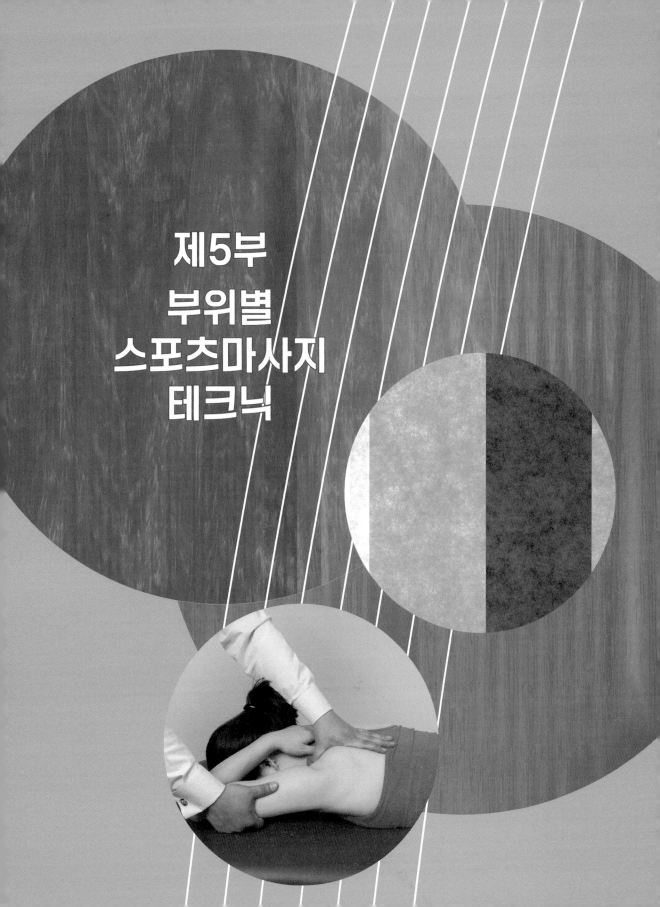

제5부
부위별
스포츠마사지
테크닉

1. 머리부위의 스포츠마사지

1) 주의사항

① 안면을 마사지할 때는 얼굴에 주름이 생기지 않도록 주의해야 한다.

② 마루근·관자근·뒤통수근은 손의 힘보다는 체중을 잘 이용하여 마사지할 수 있어야 한다.

③ 마사지 시간과 강약은 부위에 따라 상황에 맞게 잘 조절하여 실시하여야 한다.

2) 효 과

① 이마의 주름을 펴주고 피부노화를 방지한다.

② 눈의 피로를 풀어주며 눈물샘의 작용을 돕고 시각신경(optic nerve)의 기능을 향상시킨다.

③ 축농증을 예방할 뿐만 아니라, 코의 기능저하를 완화 또는 치유할 수 있다.

④ 침샘의 활동을 도와 침샘기능을 증진시킨다.

⑤ 턱관절의 탈구를 예방하고 턱관절기능을 향상시킨다.

⑥ 머리덮개신경을 자극하여 머리부위의 피로를 풀어주며, 정신적 안정감을 줌과 동시에 머리기능을 향상시킨다.

⑦ 얼굴의 노화를 방지하고, 피부를 탄력 있게 만들 수 있으며, 얼굴의 혈액순환을 원활히 하여 피부미용 효과를 얻을 수 있다.

두피의 사지경찰법

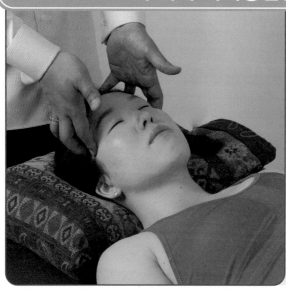

엄지를 제외한 네 손가락의 끝부분으로 이마뼈에서 시작해서 뒤통수뼈까지 쓰다듬는다.

관자놀이의 사지고타법

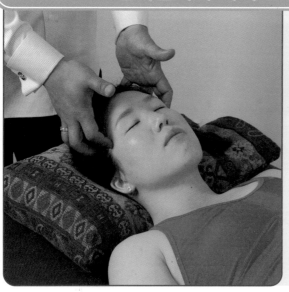

양손의 네 손가락끝을 이용하여 관자놀이부위를 가볍게 두드려준다.

눈썹주름근의 무지경찰법

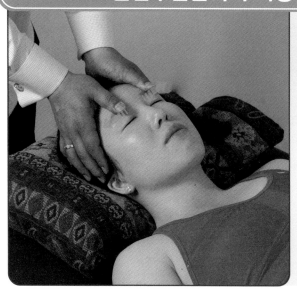

엄지를 이용하여 눈썹주름근부터 이마힘살까지 정중앙선(인당혈)을 기준으로 3~4회 쓰다듬는다.

이마의 수근경찰법

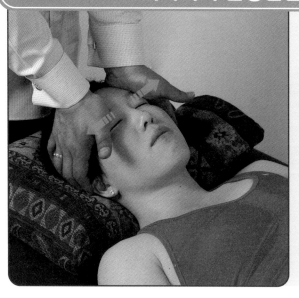

손목을 이용하여 피술자의 이마를 화살표 방향으로 가볍게 쓰다듬는다. 이때 힘의 방향은 정중앙면을 유지해야 한다.

이마의 무지압박법

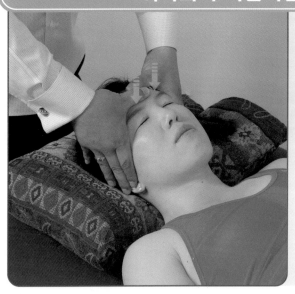

양쪽엄지를 이용하여 피술자의 이마부위에 있는 인당혈(정중앙선)을 기준으로 압박한다. 스트레스 해소와 정신집중 효과가 있다. 마루부위까지 압박하는 것이 좋다.

귀 부위의 무지압박법

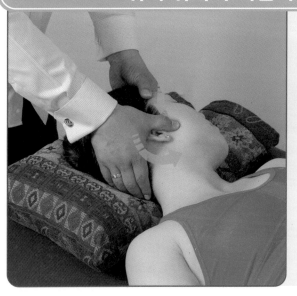

엄지를 이용하여 귀 앞쪽에서 귓바퀴까지 밀면서 압박한다. 눈이나 귀에 이상이 있거나 정신집중이 잘 안 되고, 호르몬 분비에 이상이 있는 사람에게 효과가 있다.

백회혈의 무지압박법

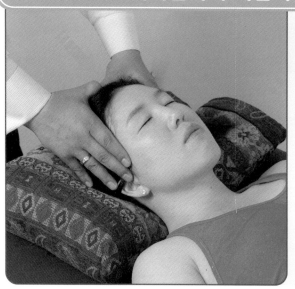

백회(百會)는 정신집중을 높여주는 경혈로 전신의 기와 에너지의 순환을 컨트롤한다. 숨을 내쉴 때 양 엄지를 겹쳐서 백회혈을 압박한다.

눈썹주름근의 이지유념법

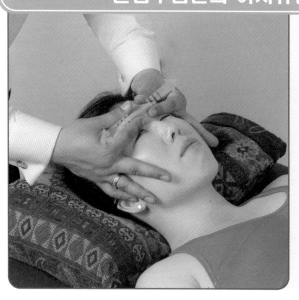

양손의 엄지와 검지로 눈썹주름근을 잡은 후 검지를 고정시키고 엄지만을 이용하여 눈썹을 따라 정중앙에서부터 관자놀이까지 주무른다.

눈둘레근의 무지경찰법

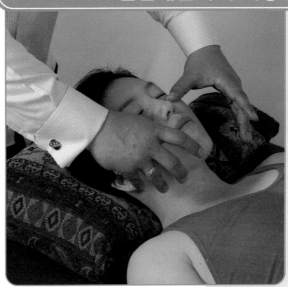

눈확위구멍·아래구멍 부위를 엄지끝을 이용해 가볍게 3~4회 위아래로 돌려주면서 쓰다듬는다. 눈의 피로회복과 시력향상에 효과가 있다.

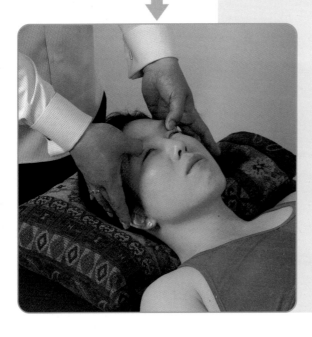

눈 안쪽의 약지압박법

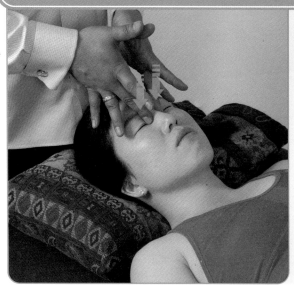

양손의 약지를 이용하여 눈 앞쪽(눈물샘)을 지긋이 5초 정도 압박한다. 5회 반복하여 실시한다. 눈의 피로회복에 효과가 있다.

턱관절의 사지신전법

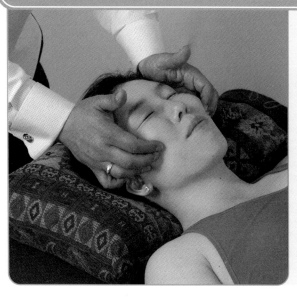

양손을 이용하여 턱에서 뺨까지 천천히 당겨 늘려 준다.

뺨의 무지경찰법

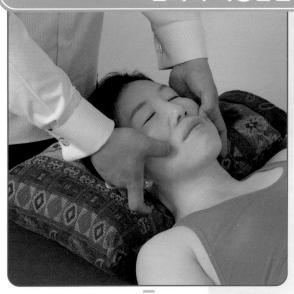

광대뼈가 시작되는 부위에서 귀앞쪽까지를 엄지끝을 이용하여 지긋이 누르면서 쓰다듬는다.

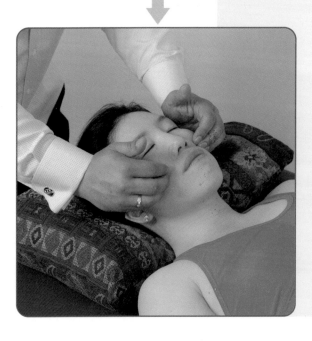

턱근육의 이지유념법

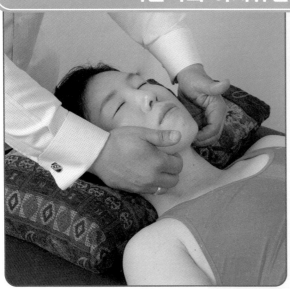

양손의 엄지와 검지로 아래턱 중앙에서 양손이 서로 반대방향을 향하게 바깥쪽으로 이동하면서 주물러준다.

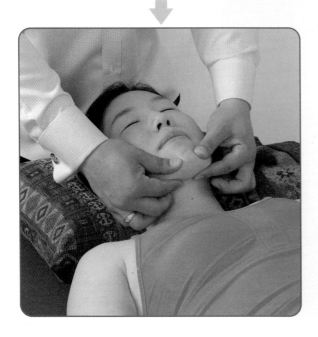

턱근육의 경찰법

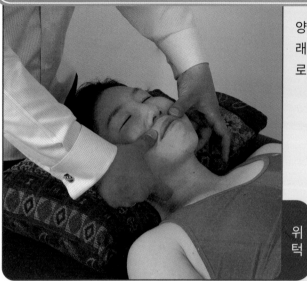

양손의 엄지로 위턱과 아래턱을 각각 반대방향으로 밀면서 쓰다듬는다.

위턱

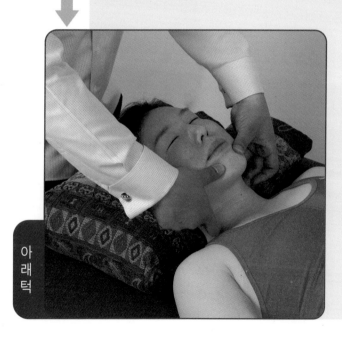

아래턱

턱근육의 압박법

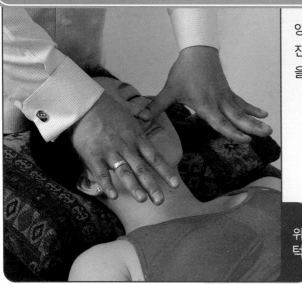

양손의 엄지를 포개서 사
진과 같이 위턱과 아래턱
을 각각 눌러준다.

위턱

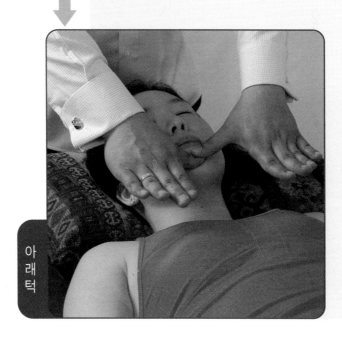

아
래
턱

2. 목부위의 스포츠마사지

1) 주의사항

목뿔근에 압이 많이 가해지면 기침을 하기 때문에 조심스럽게 시술해야 하고, 피술자의 머리가 바닥에 부딪치지 않도록 주의한다.

2) 효 과

① 목이 뻐근하거나, 두통이 있거나, 머리가 무겁고 눈이 쉽게 피로하거나, 아침에 자고나도 머리가 개운하지 않을 때 증상을 개선하는 효과가 있다.
② 뼈에 이상이 없음에도 불구하고, 목을 돌리거나 숙이면 불편하거나 통증을 느낄 때 완화 또는 치유할 수 있다.

사지 넣어 목 들기

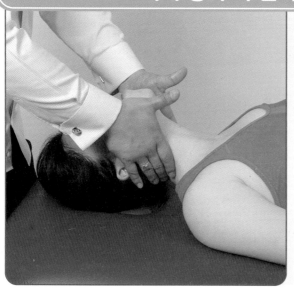

피술자가 머리를 바로 한 상태에서 시술자는 양손의 네 손가락으로 각각 피술자의 목을 감싸쥐듯이 잡고 어깨에서 머리쪽으로 당기듯이 들어올렸다가 내린다. 즉 크게 원을 그리듯이 돌리면서 압을 주어 마사지한다.

목빗근의 수장경찰법

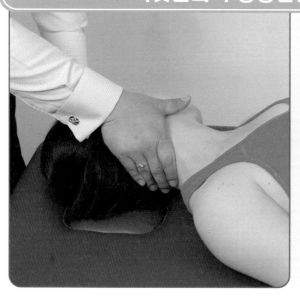

피술자의 목을 최대한 스트레치시킨 후 둥근 원을 그리듯이 가볍게 쓰다듬는다.

목빗근의 무지유념법

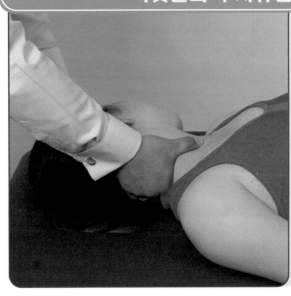

목빗근은 흔히 목의 안전 벨트라고 한다. 물리적인 충격이 가해졌을 때 목을 잡아주고 회전시키는 역할을 담당한다. 지속적인 자극과 수면자세의 이상으로 문제가 발생할 수 있다.
피술자의 목을 최대한 스트레치시킨 후 둥근 원을 그리듯이 주물러 준다.

목부위의 신전법

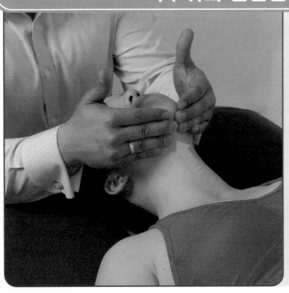

양손의 네 손가락으로 피술자의 아래턱을 잡고 잡아당겨 펴준다.

목부위의 압박법

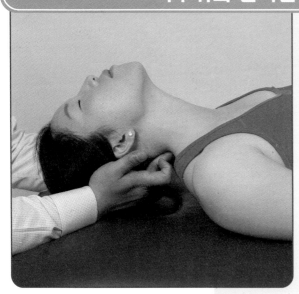

양손의 중지 위에 검지를
포개어 피술자의 목부위
뒤쪽을 눌러준다.

목 뒷부분의 신전법 (1)

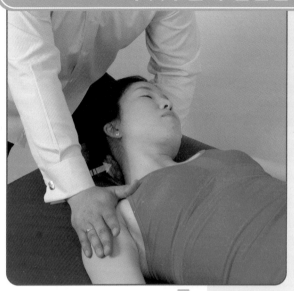

한 손으로 피술자의 어깨 관절을 잡아 고정시키고, 다른 손으로는 피술자의 뒷목을 잡은 후 가쪽으로 당겨서 펴준다.

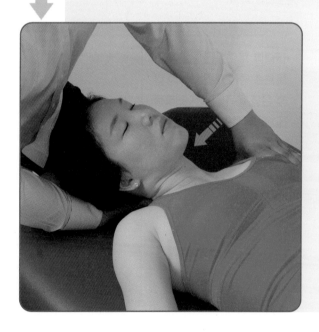

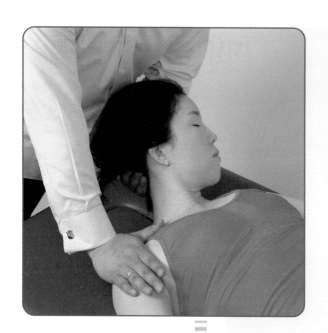

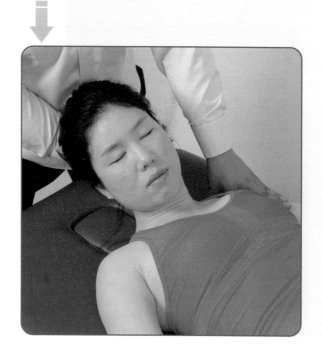

목 뒷부분의 신전법 (2)

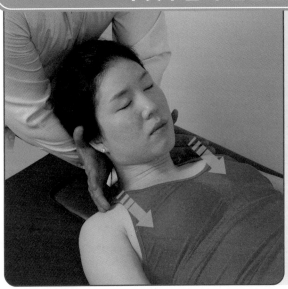

시술자는 피술자의 목 뒤에서 양팔을 엇갈려 피술자의 목 뒷부분을 받친 후 교차부위를 피술자의 뒤통수뼈에 대고 들어올려 펴 준다.

목 뒷부분의 신전법 (3)

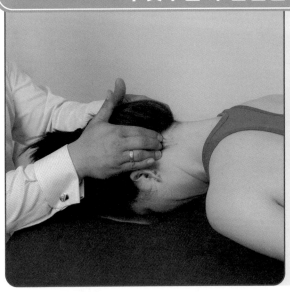

피술자는 엎드린 자세를 하고, 시술자는 세 손가락으로 피술자의 목 뒷부분을 당겨 펴준다.

목 뒷부분의 유념법

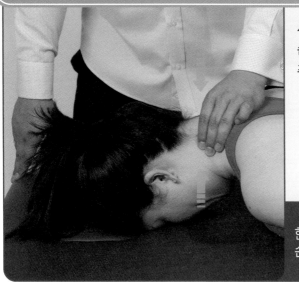

한 손

시술자는 사진과 같이 네 손가락으로 피술자의 목을 주무른다.

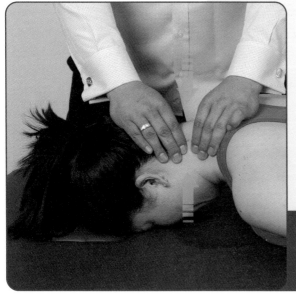

양 손

시술자는 엄지와 검지를 이용하여 목뼈 4번을 시작점으로 하여 한쪽은 목뼈 1번까지 다른 쪽은 목뼈 7번까지 3~4회 반복하여 주무른다.

목 뒷부분의 무지압박법

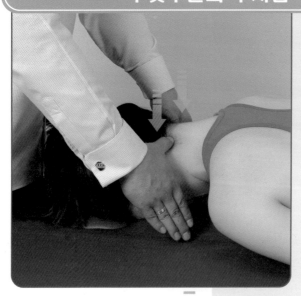

양쪽 엄지를 이용하여 목 뒷부분을 꼼꼼히 눌러준다.

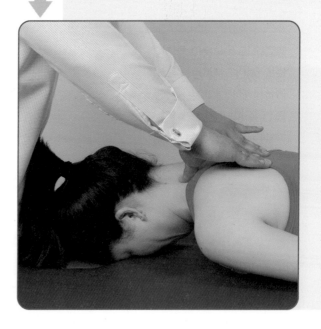

목 뒷부분의 경찰법

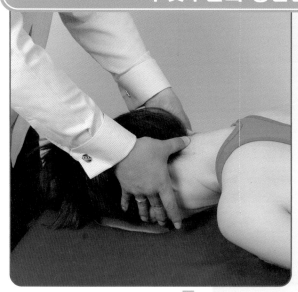

시술자는 엄지로 피술자의 목 뒷부분을 쓰다듬어준 다.

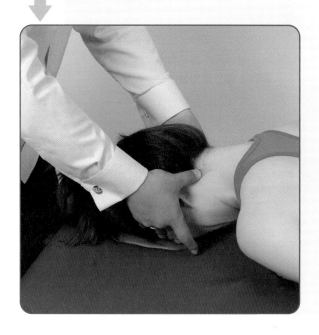

목 뒷부분의 압박법

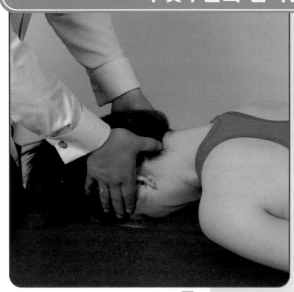

시술자는 양손의 엄지끝으로 피술자의 목 뒷부분을 눌러준다.

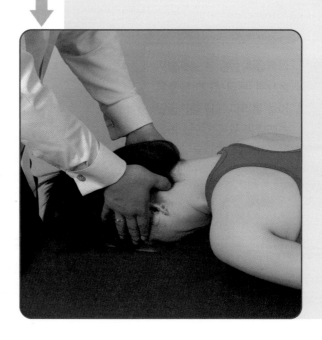

이마의 타법

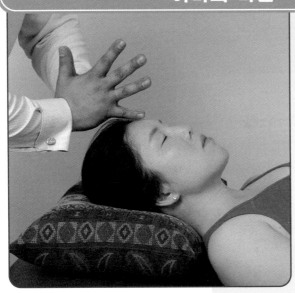

위의 마사지가 끝난 후 시술자는 손바닥을 모으고 새끼손가락끝으로 피술자의 이마 정중앙을 가볍게 두드린다.

3. 어깨부위의 스포츠마사지

1) 주의사항

어깨관절 및 어개뼈의 이상 유무나 유연성에 따른 개인차가 있으므로 열중쉬어
자세를 취할 때에는 개인차를 고려하여야 한다. 무리하게 자세를 취하면 피술자가
통증을 느껴 긴장하거나 관절상해를 입을 수도 있으므로 주의한다.

2) 효 과

어깨뼈의 상해예방 및 어깨뼈 기능저하를 가져올 수 있는 어깨뼈 주위 관절의 운
동기능 약화를 예방하고 어깨뼈 이상에 따른 통증을 완화시킨다.

어깨의 진동법 (1)

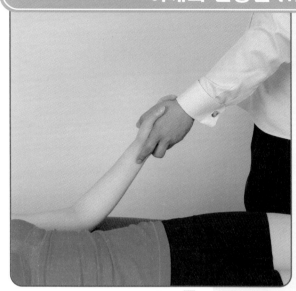

피술자가 바로 누워 한 손을 들어올리면 시술자가 잡고 흔들어준다.

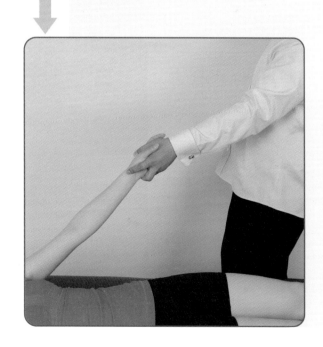

어깨의 진동법 (2)

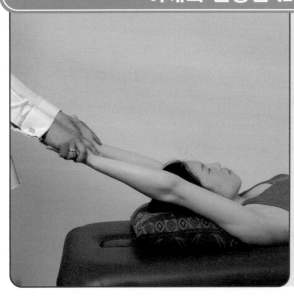

피술자의 머리 위에서 양손을 잡고 흔들어준다.

팔꿈치의 압박법

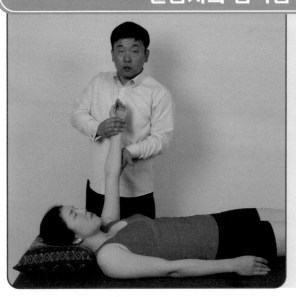

시술자는 한 손으로 들어올린 피술자의 손목을 잡고, 다른 손으로는 팔꿈치를 눌러준다.

어깨의 신전법 [1]

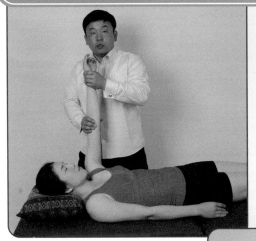

피술자가 누운 자세에서 한 팔을
위쪽으로 뻗으면 시술자는 한 손으
로 피술자의 손목을 잡고, 다른 손
은 위팔을 잡은 후 위쪽으로 당겨
펴준다.

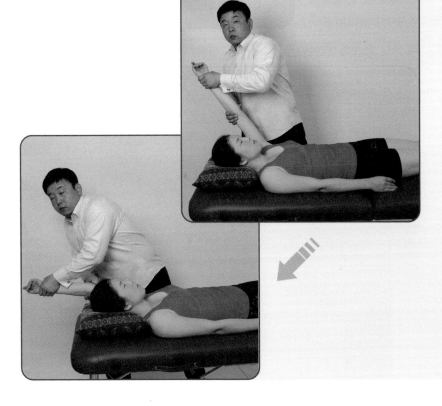

어깨의 신전법 (2)

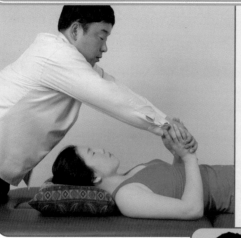

피술자의 양손을 잡고 각각 들어올린 후 잡아당겨 펴준다.

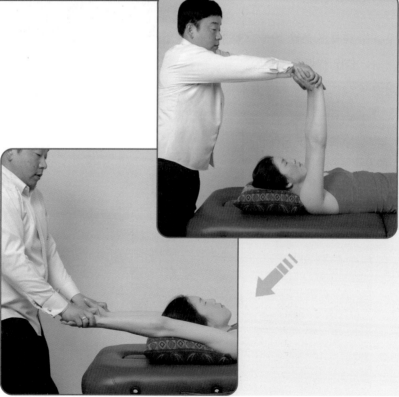

어깨의 신전법 (3)

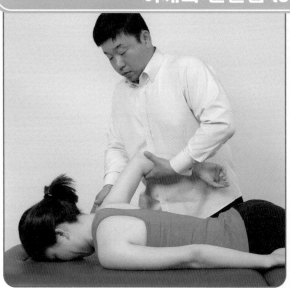

피술자의 한쪽 팔을 들어 올려 손을 허리뼈부위에 놓은 후, 시술자는 한 손으로 피술자의 등을 그림과 같이 누르고, 다른 손으로 어깨부위를 잡아 당기면서 펴준다.

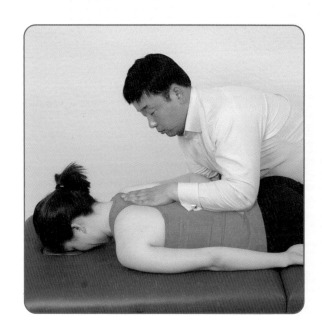

어깨의 신전법 (4)

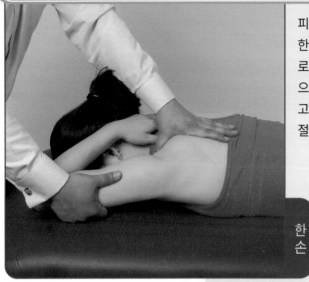

피술자는 엎드린 자세에서 한 손을 굽혀 머리 뒤쪽으로 보내면 시술자는 한 손으로 피술자의 위팔을 잡고 다른 손으로는 어깨관절을 눌러 펴준다.

한 손

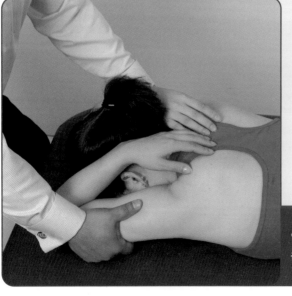

피술자가 엎드린 자세에서 양손을 각각 머리 뒤쪽으로 보내면 시술자는 피술자의 위팔을 각각 잡고 누르면서 펴준다.

양 손

어깨의 신전법 (5)

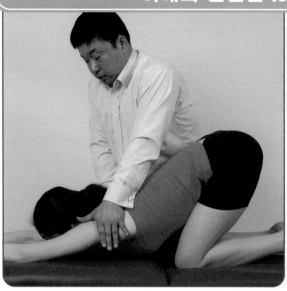

피술자는 무릎을 꿇고 엎드려 양팔을 앞으로 쭉 뻗은 자세를 취하면, 시술자는 피술자의 양어깨를 잡고 지긋이 누르며 펴준다.

어깨의 신전법 (6)

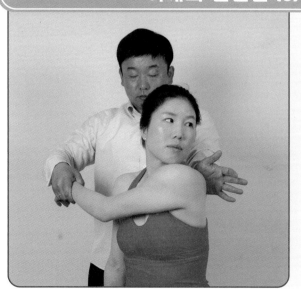

피술자는 앉은 자세를 취하고, 시술자는 피술자의 옆쪽에서 한 손은 어깨뼈를 잡고 다른 손은 피술자의 손목을 잡은 후 펴준다.

어깨의 신전법 (7)

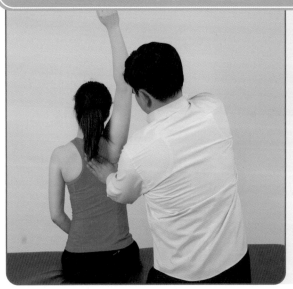

피술자는 앉은 자세를 취하고 시술자는 피술자의 뒤에서 한 손으로 피술자의 어깨뼈를 받치고 다른 손으로는 피술자의 팔을 잡아 뒤쪽으로 당기면서 펴준다.

어깨의 신전법 (8)

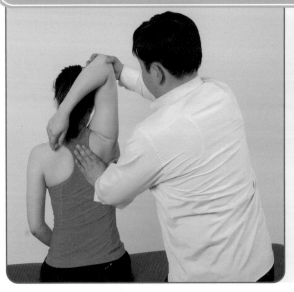

피술자는 앉은 자세를 취하고, 시술자는 한 손으로 피술자의 어깨뼈를 받치고 다른 손으로 피술자의 위팔을 잡아 올리면서 뒤쪽으로 펴준다.

어깨의 압박법 [1]

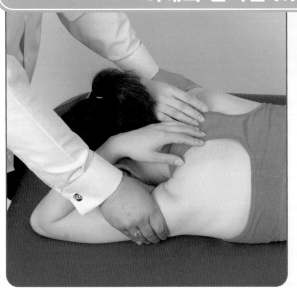

피술자가 엎드린 자세에서 양손을 머리 뒤쪽으로 올리면 시술자는 피술자의 위팔을 각각 잡고 눌러준다.

어깨의 압박법 [2]

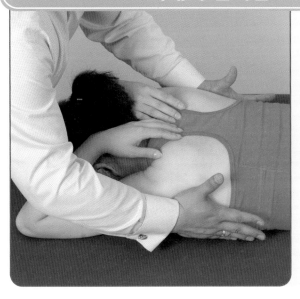

피술자가 엎드린 자세에서 양손을 머리 뒤쪽으로 올리면 시술자는 피술자의 겨드랑이 가쪽을 안쪽으로 지긋이 밀어준다.

어깨의 회전운동법

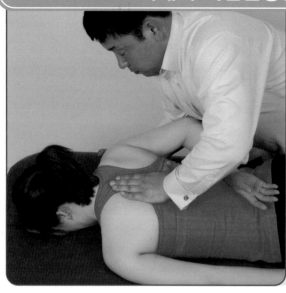

피술자는 한쪽 팔을 들어 올려 손을 허리뼈부위에 놓고, 시술자는 한 손으로 피술자의 등을 누르면서 다른 손으로 어깨부위를 잡고 시계방향 및 반시계 방향으로 회전운동을 각각 실시한다.

어깨뼈의 무지압박법

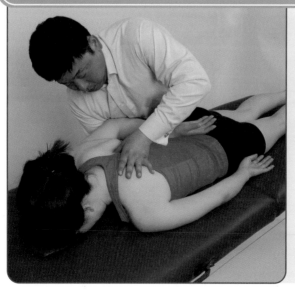

피술자는 한쪽 팔을 들어올려 손을 허리뼈 부위에 올리고, 시술자는 한 손으로 어깨를 받치고 다른 손 엄지를 이용하여 어깨뼈 안쪽 모서리를 따라 압박한다.

어깨뼈의 사지압박법

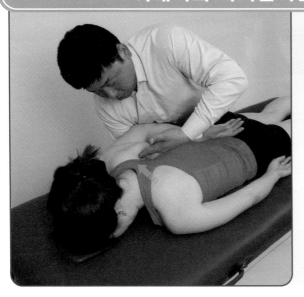

피술자는 팔을 허리 위에 얹고, 시술자는 한 손으로 어깨를 받치고 다른 손의 네 손가락을 이용하여 어깨뼈 안쪽 모서리를 따라 지긋이 압박한다.

마름근의 신전법

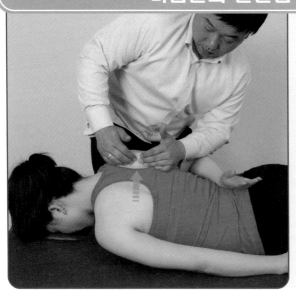

피술자의 어깨를 한쪽 무릎으로 받치고, 양손으로 피술자의 어깨뼈 안쪽모서리를 잡아당겨 펴준다.

마름근의 유념법

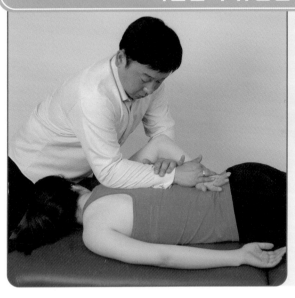

야구선수처럼 어깨를 많이 쓰는 사람들은 이 부위가 경직되기 쉽다.
마름근에 경결이 생겨 엄지로 시술하기 어려울 때에는 시술자의 팔꿈관절을 이용하여 피술자의 어깨관절을 위아래로 운동시키며 주물러준다.

어깨의 유념법

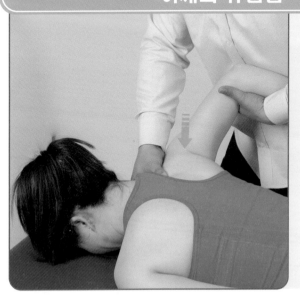

피술자의 팔꿈관절을 잡고 팔을 들어올린 후 등세모근 윗부분을 주물러준다.

등세모근의 유념법 (1)

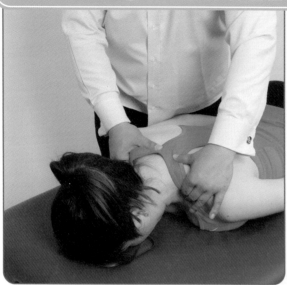

피술자의 등 뒤에서 양손
을 이용하여 등뼈에서부터
봉우리까지 주물러준다.

등세모근의 유념법 (2)

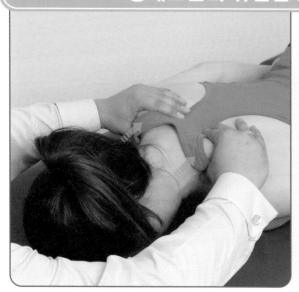

등세모근은 등뼈 6번부터
12번까지의 영역 내에 있으
며, 스트레스를 많이 받으면
근 경직이 심하게 일어나는
부위이다.
엄지와 검지 두 손가락으
로 쥐어짜듯이 주물러준
다.

작은가슴근/어깨뼈 신전법

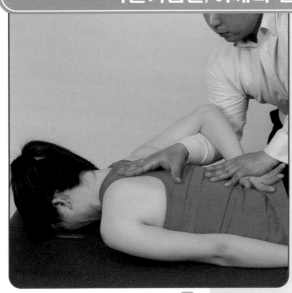

피술자는 엎드린 자세를 취하고, 시술자는 한손으로 피술자의 한팔을 뒤로 돌려 허리뼈부위에 고정시키고 다른 손을 피술자의 팔과 등 사이에 집어넣어 반대쪽 어깨뼈를 지긋이 눌러 작은가슴근과 어깨뼈를 동시에 펴준다.

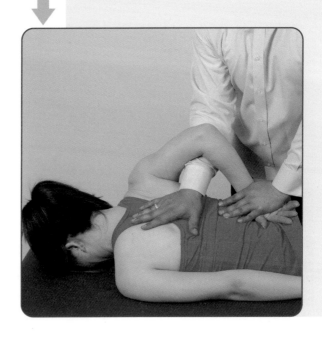

어깨뼈의 유념법

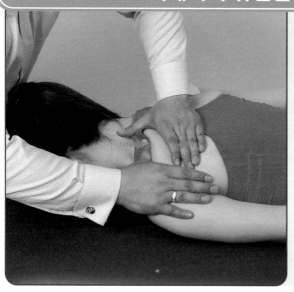

시술자의 한손 엄지손가락으로 어깨세모근 상부에서 하체쪽으로 힘을 가해 주무르고, 다른 손의 손바닥으로 어깨뼈 상단에서 머리쪽으로 동시에 주물러준다.

등세모근 윗부분의 무지압박법

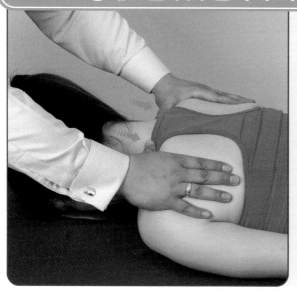

등세모근 윗부분을 양엄지로 5초 이상 압박한다. 경결이 심하거나 통증을 호소하는 사람은 팔을 머리 뒤로 올려 등세모근 상부를 수축시킨 상태에서 시술하는 것이 좋다.

등세모근의 수장유념법

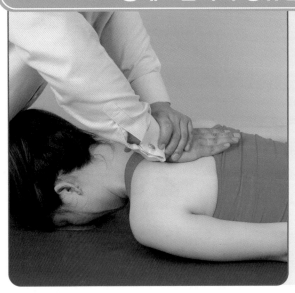

손바닥을 이용하여 등세모근을 누르듯이 주물러주며, 다른 손은 손목 부위를 잡고 시술하는 손을 단단히 고정시킨다.

등세모근의 수장압박법

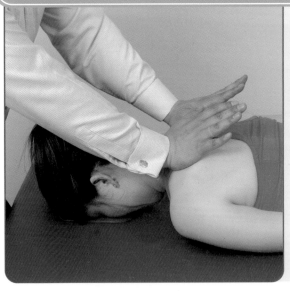

등세모근 윗부분을 양손의 손바닥을 이용하여 압박한다.

어깨세모근의 수장유념법

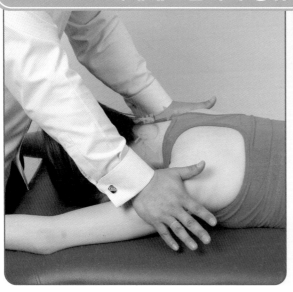

피술자는 엎드린 자세를 취하고, 시술자는 양 손바닥으로 피술자의 어깨세모근을 강하게 쥐어짜듯이 주무른다.
굳은어깨를 비록한 어깨의 통증 감소에 효과가 있다.

4. 가슴과 배부위의 스포츠마사지

1) 주의사항

① 장(창자) 마사지를 할 때에는 압조절을 적절히 하여야 피술자가 통증을 느끼지 않고, 배에 지나친 힘이 들어가지 않는다.

② 식사를 했을 때는 2시간 이후에 실시하는 것이 바람직하다.

③ 압박을 가할 때 통증이 있는 부위는 주의해야 하며, 마사지할 때에는 3단계로 압의 깊이를 조절하여 조금씩 압박해 내려간다.

④ 마무리로 진동법을 실시하면 창자의 밸런스를 조절해줄 수 있다.

2) 효 과

① 위의 연동운동, 소화액의 분비작용을 항진시킨다.

② 소화·흡수작용을 활발히 하고, 직·간접적으로 자극을 소화기에 주어 위 내용물의 배출을 용이하게 한다.

③ 특히 전신마사지는 전신의 신진대사를 왕성하게 하여 소화기능을 향상시킨다.

큰가슴근의 수장유념법

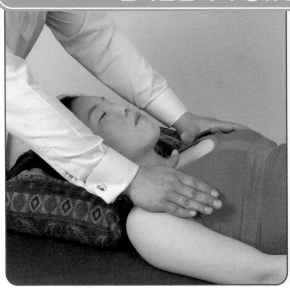

빗장뼈 하단부위를 양 손 바닥을 이용하여 가볍게 주무른다. 이때 피술자의 호흡에 맞추어 들숨 때는 동작을 작게, 날숨 때는 동작을 크게 하면 더 큰 효과를 얻을 수 있다.

배의 수장경찰법

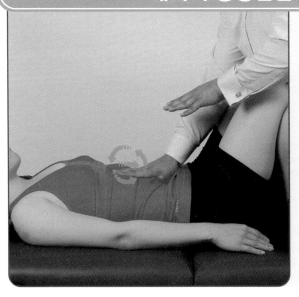

손바닥을 이용하여 배꼽을 근 정중앙부부터 시계방향으로 쓰다듬는다.. 이 방법은 주로 호르몬의 밸런스가 무너지거나, 소화불량, 생리통, 생리불순이 있는 여성에게 효과적이며, 급성 허리통증을 호소하는 사람에게도 효과가 있다.

배 윗부분의 무지압박법

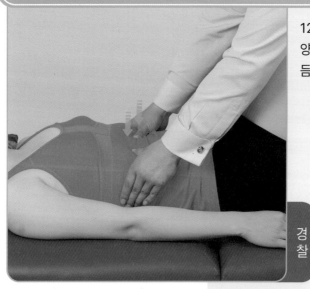

12번째 갈비뼈 아래쪽을 양쪽 엄지로 밀면서 쓰다듬는다.

경찰

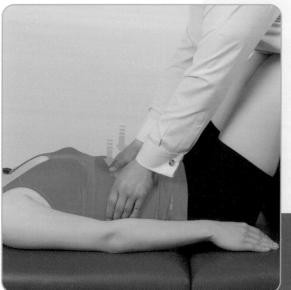

12번째 갈비뼈 아래쪽을 양쪽 엄지로 밀면서 압박한다.

압박

배의 수배경찰법

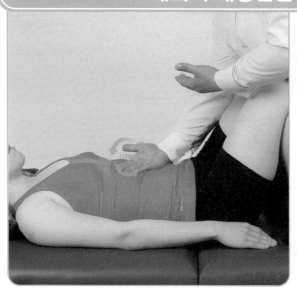

손등을 이용하여 배곧은근 정중앙부부터 시계방향으로 쓰다듬는다. 이 방법은 주로 호르몬의 밸런스가 무너지거나, 소화불량, 생리통, 생리불순이 있는 여성에게 효과적이며, 급성 허리통증을 호소하는 사람에게도 효과가 있다.

배의 수권유념법

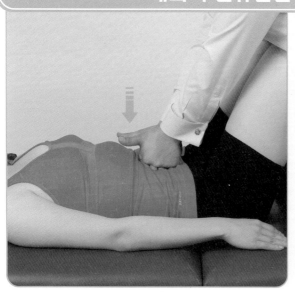

엄지를 뻗고 주먹을 쥔 상태에서 첫마디뼈 부위로 배의 중앙부를 지긋이 누르며 주물러준다.

배의 압박법

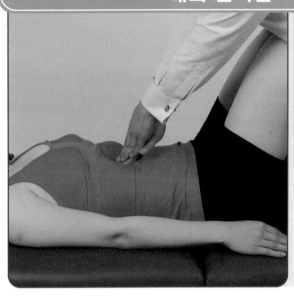

양손의 손끝을 모아 배를 압박하는데, 피술자가 숨을 내쉴 때 지긋이 압박하고, 숨을 들이마실 때 손을 뗀다.

배의 양손 유념압박법

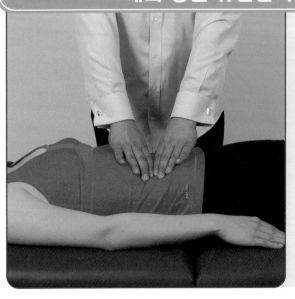

양손의 손가락을 모아 배를 압박하면서 주무른다. 피술자가 숨을 내쉴 때 지긋이 압박하고, 숨을 들이마실 때 손을 뗀다.

5. 등부위의 스포츠마사지

1) 주의사항

등부위는 통증이 생기기 쉬운 부위이기 때문에 무리한 힘을 주지 말고 압 조정에
주의해야 한다.

2) 효 과

① 등의 피로를 풀어주고 척주와 연관된 근육이나 인대의 기능을 향상시켜 척추
   의 움직임을 원활하게 한다.
② 어깨뼈의 가동성을을 원활하게 하며, 장기능을 촉진하고 각종 대사기능의 향
   상에 도움을 줄 수 있다.

등의 수장경찰법

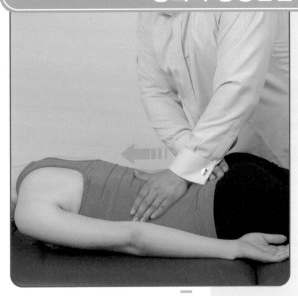

손을 펴고 엉치뼈 상단부터
대추혈(목뼈 7번)까지 척주
세움근을 따라 쓰다듬는다.

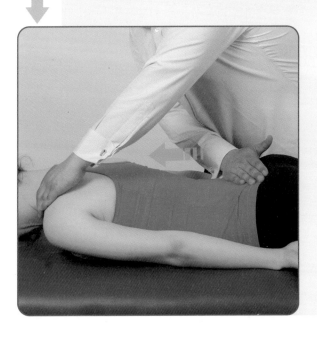

등의 각권강찰법

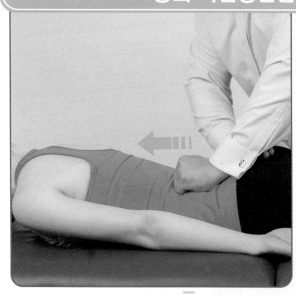

피부층을 지나 근육층까지 압을 강하게 주어 쓰다듬는다.

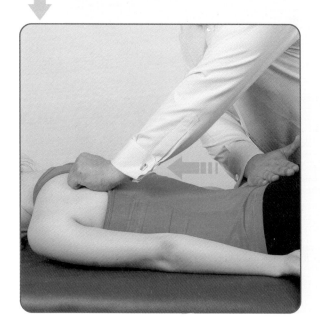

허리뼈 부위의 수장유념법 (1)

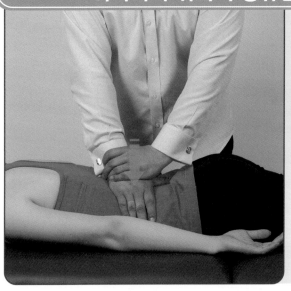

허리뼈부위를 손바닥을 이
용하여 주무르는데, 이때
힘은 수직방향으로만 준다.
이 부위는 내장으로 가는
자율신경이 있고, 허리통증
이 잦은 부위이다.

허리뼈 부위의 수장유념법 (2)

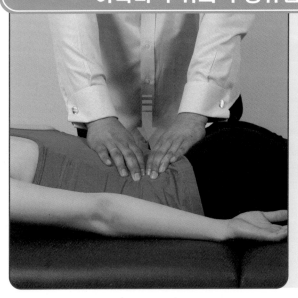

인간은 직립보행을 하기 때
문에 허리에 큰 부하가 가해
진다.
허리의 굽이를 염두에 두고
양엄지와 네 손가락을 이용
해 지긋이 누르며 주물러준
다.

등의 유념법

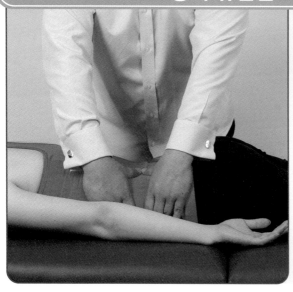

양손으로 등부위의 근육을
세로방향으로 잡고 골고루
오르내리며 주무른다.

등의 이지유념법

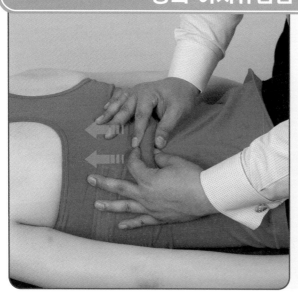

허리뼈 부위부터 화살표 방
향으로 엄지와 검지를 사용
하여 근육층을 주물러 올라
간다.
이 테크닉은 유착되어 있
는 근육의 피로를 풀어준
다.

등의 합장유념법

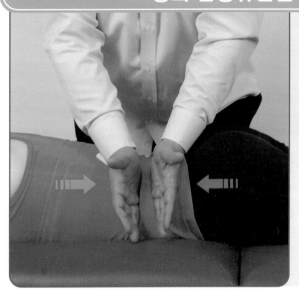

양쪽 손날을 이용하여 근육이 서로 만나게 하여 주무르는 방법이다. 이때 근육층을 두껍게 잡을 수록 편리하다.

등의 유념법

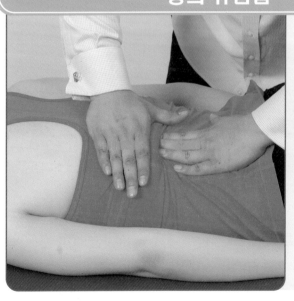

시술자는 한 손은 피술자의 등부위에 고정시키고, 다른 손으로 피부를 밀어 고정된 손을 덮치듯이 주물러준다. 근육의 유착을 풀어주는 데 효과적이다.

허리의 무지압박법

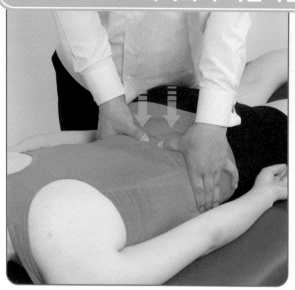

양엄지를 이용하여 엉치뼈의 상부에서부터 허리뼈 1번까지 압박한다. 체중을 실어서 3초 이상 지긋이 압박한다.

등의 무지압박법

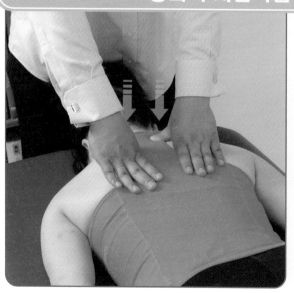

피술자의 머리쪽에서 양엄지를 이용하여 척추 가로돌기를 지긋이 압박한다.

등의 교차압박법

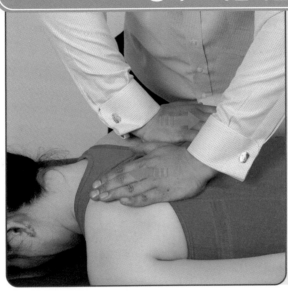

등의 척주세움근에 양손을 엇갈려 대고 손목으로 압박하는 방법이다.
팔힘이 아닌 체중을 이용하여 압을 가해야 한다.

등의 합장수근압박법

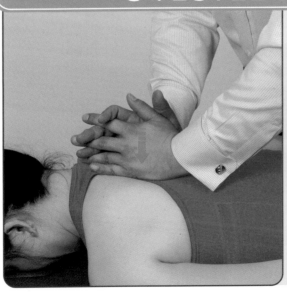

양손의 손날을 가로돌기 및 척주세움근에 고정시키고, 피술자가 숨을 내쉴때 가볍고 빠르게 압박한다.

등의 신전법 [1]

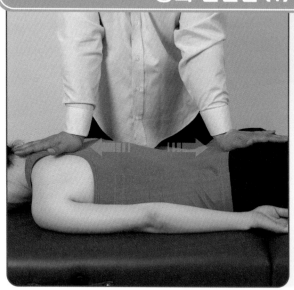

시술자는 한 손은 피술자의 등뼈부위, 다른 손은 피술자의 엉덩이부위에 대고 반대방향으로 힘을 주면서 펴준다.

등의 신전법 [2]

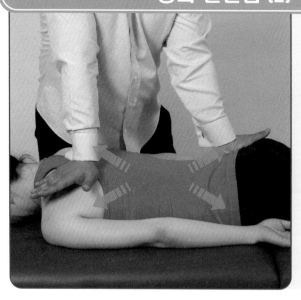

피술자의 등부위를 대각선 방향으로 펴준다.
반대쪽 대각선으로도 실시한다.

허리의 신전법

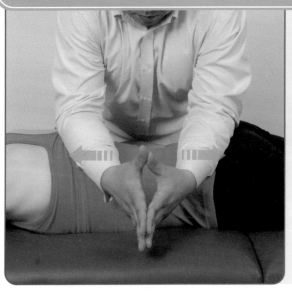

시술자는 양팔꿈치를 이용하여 피술자의 허리부위를 펴준다.

등의 수장고타법

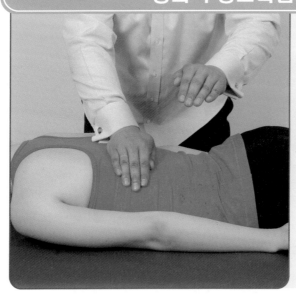

손가락을 모으로 손바닥을 구부려 들어간 부분으로 두드리는 방법이다.
등, 가슴, 배, 넙다리 등에 주로 사용된다.

등의 수권박타법

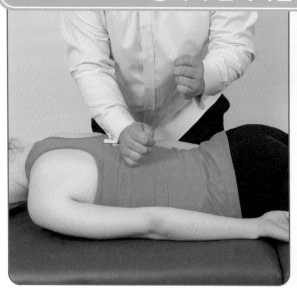

손을 가볍게 말아쥐고 손목을 이용하여 두드린다. 근막이 단단하고 피부가 두꺼운 등, 허리, 엉덩이, 넙다리 등의 부위에 사용된다.

등의 합장절타법

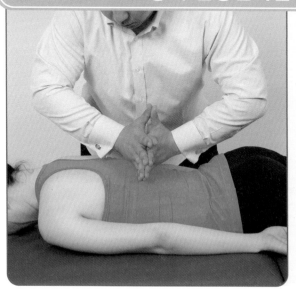

양손을 맞댄 후 손에서 힘을 빼고 손목을 이용하여 가볍게 두드린다.

작은원근 · 큰원근의 유념법

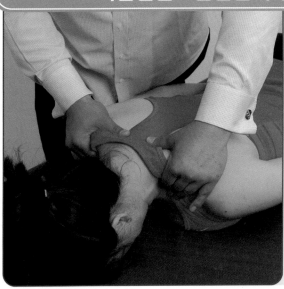

작은원근·큰원근은 굳은어깨의 주된 원인이 되는 근육이다. 양손으로 피술자의 어깨를 잡고, 손바닥을 이용하여 회전하듯이 주물러준다.

6. 엉덩이부위의 스포츠마사지

1) 주의사항

① 시술자는 체중을 최대한 이용하여야 체력손실을 최소화하면서 마사지효과를 극대화시킬 수 있다.
② 압박은 아래쪽보다 안쪽으로 힘이 들어가게 실시한다.

2) 효　과

엉덩이부위 근육의 피로를 풀어주면서 엉치엉덩관절의 기능을 향상시키고 생식기의 기능을 증대시키며, 엉덩관절의 운동기능 향상과 신경전달 촉진효과가 있다.

궁둥구멍근의 수장압박유념법

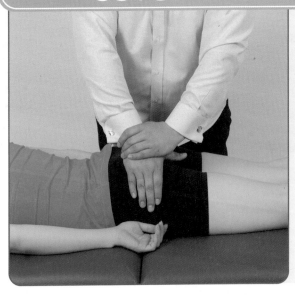

손바닥으로 피술자의 엉덩
이부위를 누르면서 주물러
준다.

궁둥구멍근의 팔꿈관절압박법

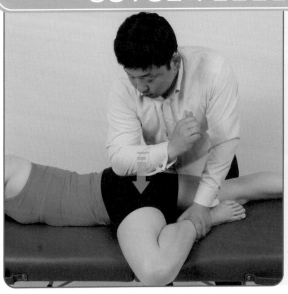

팔꿈관절을 이용하여 체중
을 실어서 깊게 압박한다.

궁둥구멍근의 족압박법

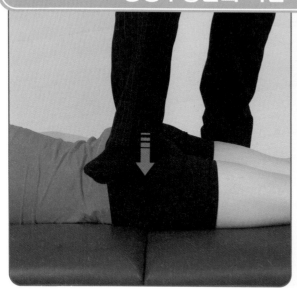

발꿈치를 이용하여 궁둥
구멍근을 깊게 눌러준다.

7. 다리부위의 스포츠마사지

1) 주의사항

다리를 마사지할 때에는 피술자의 다리가 너무 높게 들리지 않도록 시술자의 무릎 높이를 적절하게 조정하여야 한다.

2) 효 과

다리의 피로나 경직을 풀어주며 신경전달을 촉진하고 혈액순환과 근육의 이완·수축을 적절하게 하여 다리의 기능을 향상시키고, 상해를 예방하는 효과가 있다.

엉덩관절의 운동법 [1]

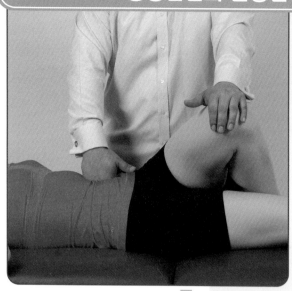

한 손은 피술자의 엉덩뼈 부위에 대고 다른 손은 무릎에 댄 후 몸 안쪽으로 누르면서 운동시킨다.

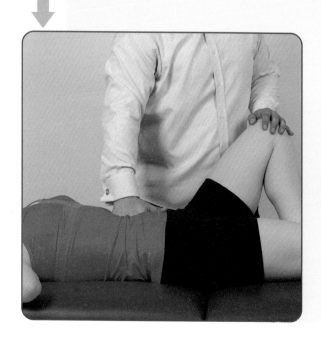

엉덩관절의 운동법 (2)

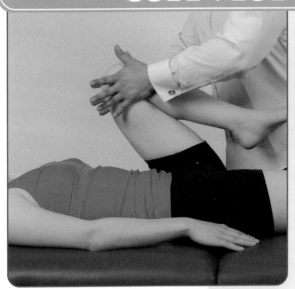

피술자의 무릎을 굽힌 후 한 손은 무릎에 대고 다른 손은 정강뼈부위를 잡은 후 상하좌우로 운동을 실시한다.

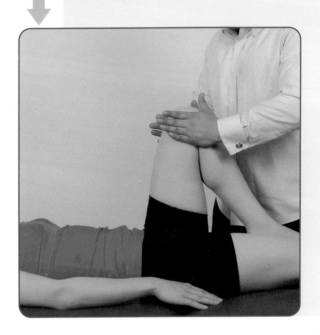

넙다리/골반의 내반운동법

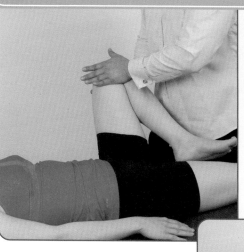

피술자의 무릎을 굽힌 후, 양손으로 잡고 안쪽으로 지긋이 누르면서 운동시킨다.

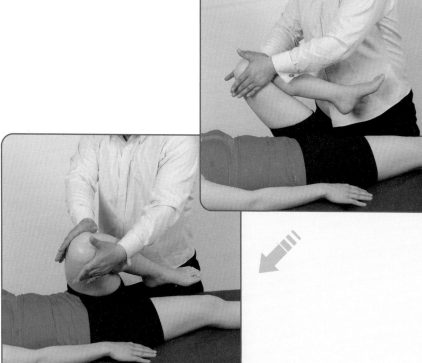

샅굴부위/골반의 외반운동법

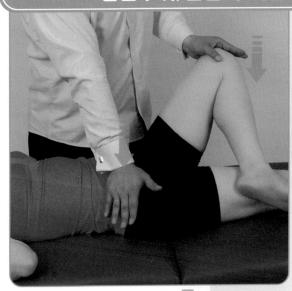

한 손은 피술자의 엉덩뼈부
위에 대고 다른 손은 무릎에
댄 후 지긋이 누르면서 운동
시킨다.

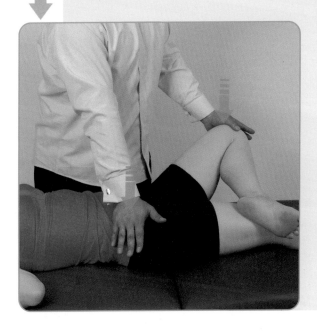

정강뼈의 압박법

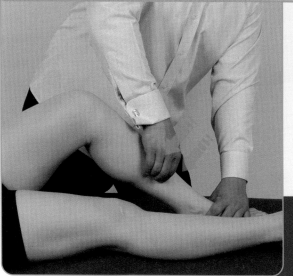

엄지와 검지를 이용하여 정강뼈 부위를 쓰다듬는다.

경찰

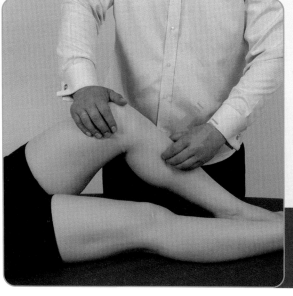

엄지와 검지를 이용하여 정강뼈 부위를 압박한다.

압박

장딴지의 신전법

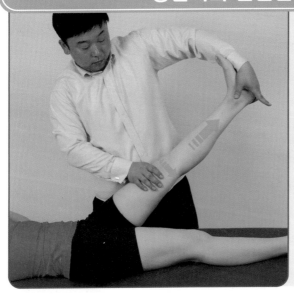

한 손은 피술자의 무릎을 잡고, 다른 손은 피술자의 발꿈치를 잡아 다리를 들어올린 후 장딴지근과 아킬레스 힘줄을 동시에 펴준다.

장딴지의 합장유념법 (1)

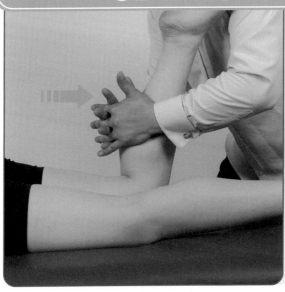

피술자는 엎드린 자세를 취한다. 시술자는 피술자의 다리를 굽혀 어깨에 고정시키고 양손을 깍지낀 채 몸쪽으로 당기면서 주물러준다.

장딴지의 합장유념법 (2)

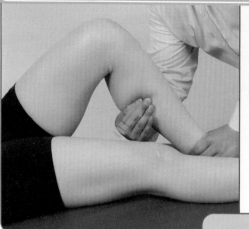

피술자의 발을 고저시키고, 장딴지근 전체를 양손을 깍지 낀 채 마사지한다. 요통이 있는 사람은 이 부위에 경결이 있다. 시술자의 몸쪽으로 당기며 주물러준다.

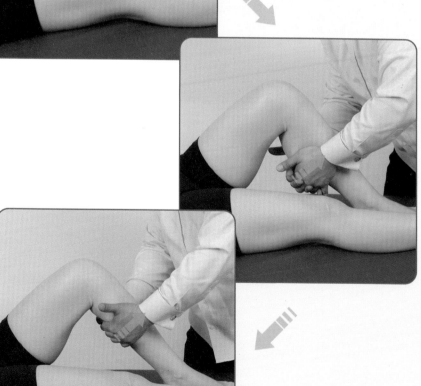

장딴지의 수장경찰법

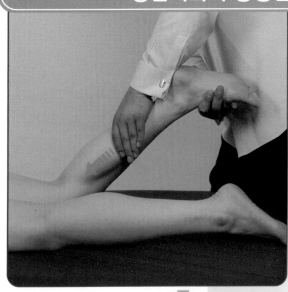

아킬레스힘줄부터 무릎관절 뒤쪽까지 손바닥으로 쓰다듬는다.

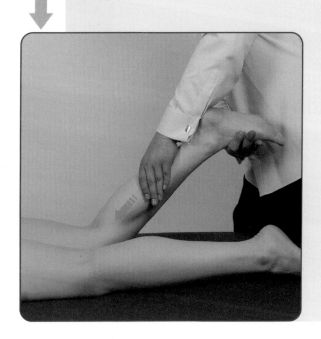

장딴지의 수장유념법 (1)

유념

피술자는 엎드린 자세에서 장딴지를 살짝 눕힌다. 시술자는 피술자의 옆에서서 한 손으로 장딴지근육을 잡고 골고루 주물러준다.

위의 자세에서 시술자는 양손으로 피술자의 장딴지를 골고루 눌러준다.

압박

경찰

위의 자세에서 시술자는 한 손으로 피술자의 장딴지를 골고루 쓰다듬어준다.

장딴지의 수장유념법 (2)

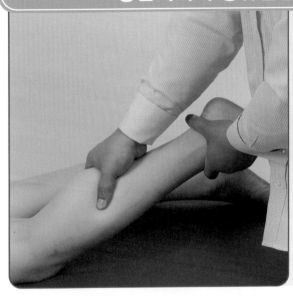

피술자는 엎드린 자세를 취한다. 시술자는 한 손으로 장딴지근육을 잡고 골고루 주무른다.

장딴지의 진동법 (1)

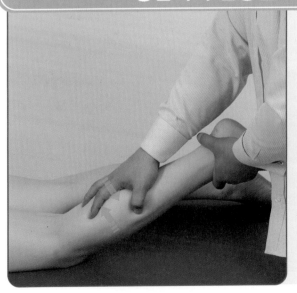

피술자의 다리를 들어올린 후 장딴지부위를 잡고 가볍게 흔들어준다.

장딴지의 진동법 (2)

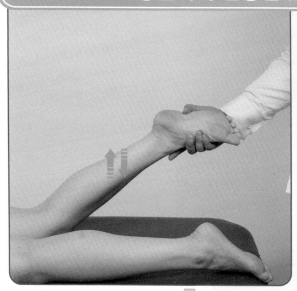

시술자는 피술자의 발쪽에 서서 양발을 잡은 후 위아래로 가볍게 흔들어준다.

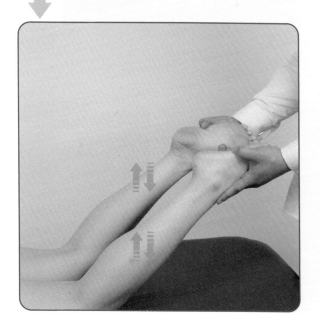

넙다리의 수장유념법 (1)

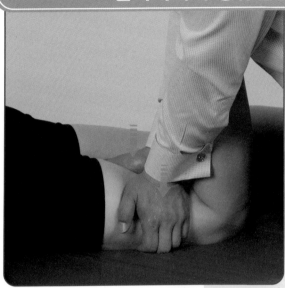

넙다리 뒷면을 양쪽 손목
으로 누르면서 주물러준
다. 이때 시술자는 팔힘이
아니라 체중을 실어서 시
술한다.

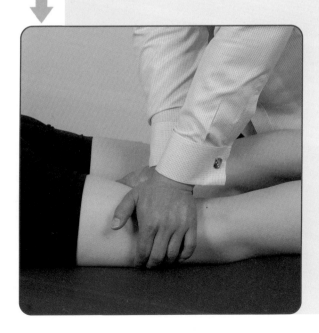

넙다리의 수장유념법 (2)

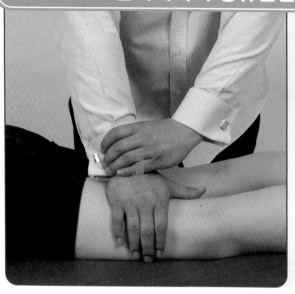

시술자는 피술자의 옆에 서서 한쪽 손바닥으로 넙다리 뒤쪽의 근육을 잡아 강하게 주무른다.

넙다리의 무릎유념법

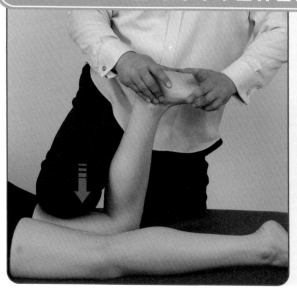

피술자는 누워서 다리를 굽혀 종아리부위를 들어 올리고, 시술자는 무릎으로 넙다리 뒷면을 정성스레 누르며 주물러준다.

넙다리 뒷면의 무지압박법

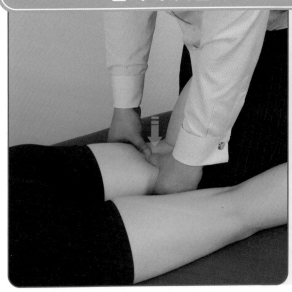

무릎 뒤쪽 햄스트링스에서 부터 궁둥뼈결절까지 양쪽 엄지를 이용하여 서서히 눌러준다.
햄스트링스는 근 분리가 일어나기 쉬운 부위이며, 궁둥신경이 지나가는 부분이기도 하기 때문에 근육과 힘줄을 이완시켜 주는 것이 중요하다.

넙다리 뒷면의 족압박법

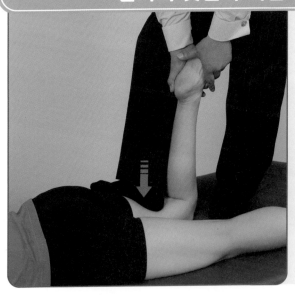

양손으로 피술자의 무릎을 굽혀 들어올리고, 발꿈치를 이용하여 넙다리뒷면의 햄스트링스를 압박한다.

넙다리의 수장박타법

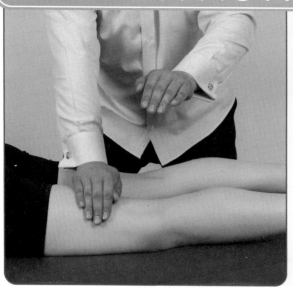

손가락을 모으로 손바닥을 구부려 오목하게 들어간 부분으로 가볍게 두드린다.

넙다리의 수권고타법

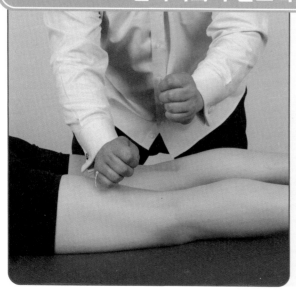

가볍게 손을 말아쥐고 손목을 이용하여 넙다리 뒤쪽을 두드린다.

넙다리의 신전법

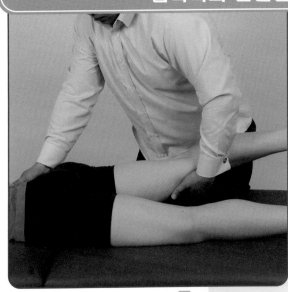

시술자는 한손으로 피술자의 무릎을 잡고, 다른 손은 피술자의 엉덩뼈부위에 댄 후 피술자의 다리를 들어올려 넙다리를 펴준다.

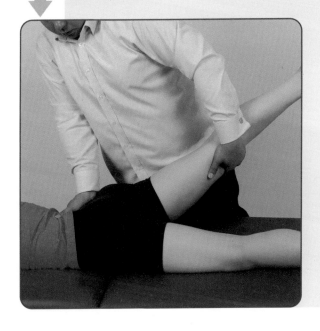

넙다리의 합장절타법

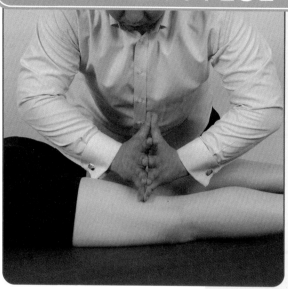

양손을 맞대고 손에서 힘을 빼낸 후 손목을 이용하여 가볍게 두드린다.

8. 발부위의 스포츠마사지

1) 주의사항

발부위를 마사지할 때에는 무릎은 고정시키고, 발부위의 관절만 운동이 되게 실시해야 한다.

2) 효 과

발목관절의 병변을 막아주며, 전신피로회복에 도움을 주고 아킬레스힘줄의 긴장을 풀어주므로 아킬레스힘줄 경직이나 단열을 예방할 수 있고, 발바닥의 피로를 풀어주어 보행에 도움을 주고 발목관절의 상해를 예방할 수 있다.

발바닥의 수근경찰법

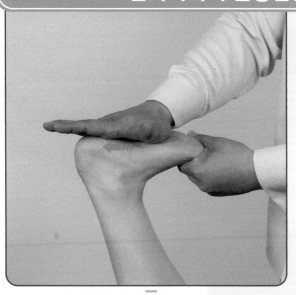

발가락에서부터 발꿈치쪽
으로 손목부위를 이용하여
쓰다듬는다.
평발이거나, 발에 피로를
많이 느끼는 사람에게 효
과가 있다.

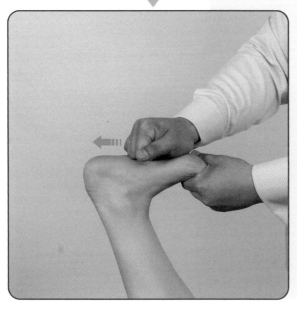

주먹을 가볍게 쥐고 발가
락에서 발꿈치쪽으로 쓰다
듬는다.

발바닥의 무지압박법

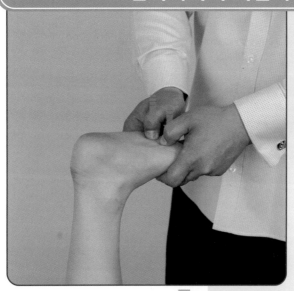

피술자의 발을 편 후 양엄
지를 이용하여 지긋이 압
박한다. 발바닥은 피로가
많이 쌓이는 부위이기 때
문에 자극을 주면 피로회
복에 도움이 된다.

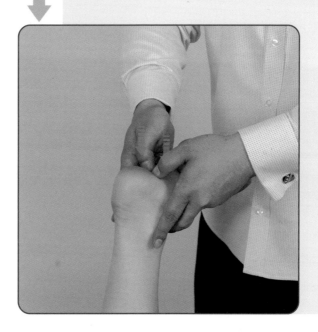

발의 유념법

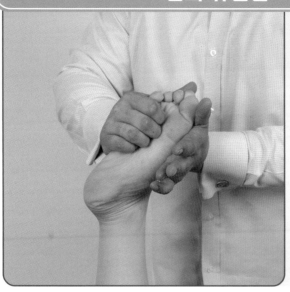

발의 피로를 해소하기 위해 발목을 펴주면서 유념법을 실시한다.

발목 벌림 후 족압박법

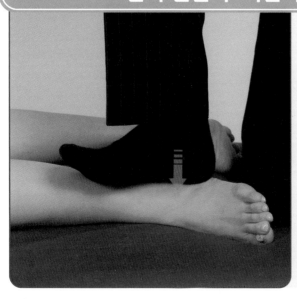

피술자의 발목을 벌린 다음 발꿈치를 이용하여 압박한다.
발목염좌가 자주 일어나는 사람에게 효과적이다.

발목 모음 후 족압박법

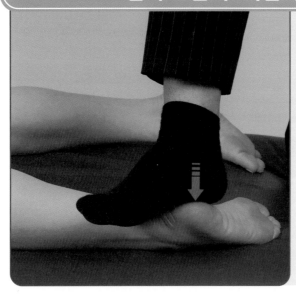

피술자의 발목을 모은 다음 발꿈치를 이용하여 압박한다.

발바닥의 족압박법

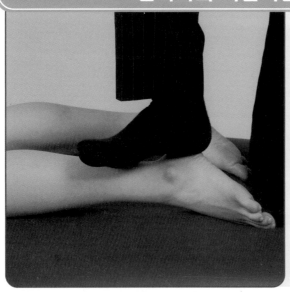

피술자의 발바닥을 발꿈치를 이용하여 압박한다. 충분한 효과를 얻으려면 5분 이상 압박을 실시해야 한다.

발가락의 신전법

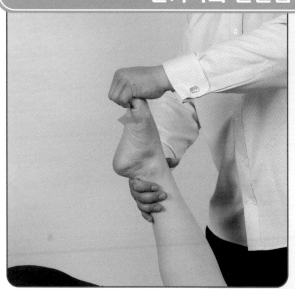

한 손으로는 피술자의 발을 지지하고, 다른 손으로 피술자가 발가락을 최대한 펴준다.

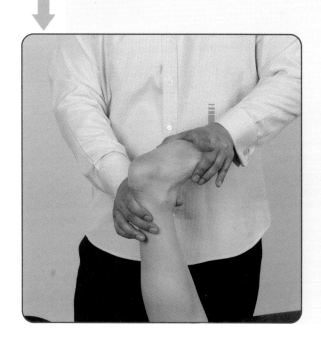

발꿈치의 신전법

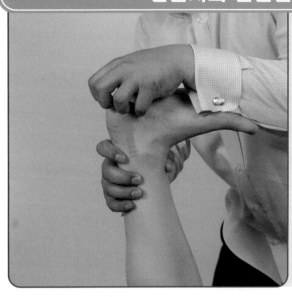

피술자의 발꿈치부위를 잡아 발가락쪽으로 최대한 펴준다.

발의 진동법

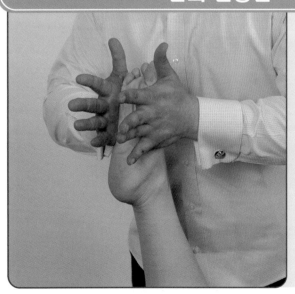

양손으로 발을 감싸쥐고 비비듯이 흔들어준다.

발목의 내전

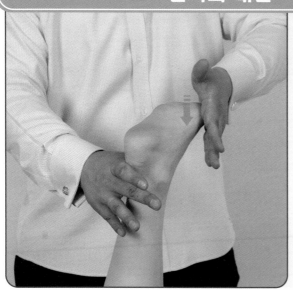

한 손은 피술자의 발목을 잡고 다른 손으로 피술자의 발가락 부분을 잡아 최대한 모아준다.

발목의 외전

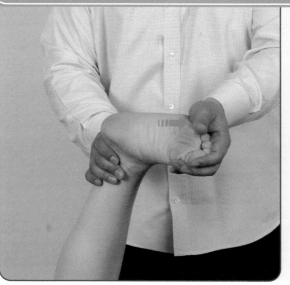

한 손은 피술자의 발목을 잡고 다른 손으로 피술자의 발가락 부분을 잡아 최대한 벌려준다.

아킬레스힘줄의 신전법 (1)

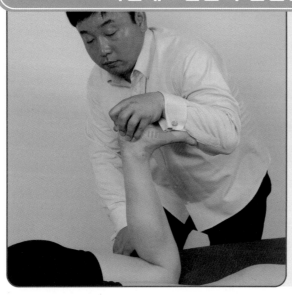

피술자의 발꿈치를 잡고 발가락 방향으로 최대한 당겨서 아킬레스힘줄을 펴준다.

아킬레스힘줄의 신전법 (2)

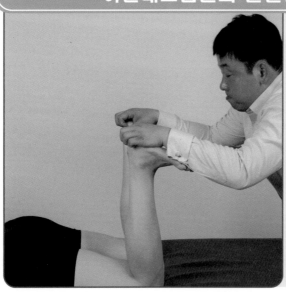

피술자의 양쪽 발꿈치를 잡고 발가락 방향으로 최대한 당겨서 아킬레스힘줄을 펴준다.

아킬레스힘줄의 무지압박법 (1)

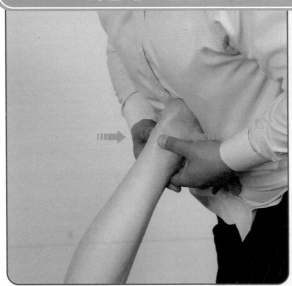

아킬레스힘줄의 양 옆을 따라 양엄지를 이용하여 압박한다. 이때 피술자의 발을 시술자의 몸에 고정시켜 아킬레스힘줄을 펴준 다음에 실시한다.

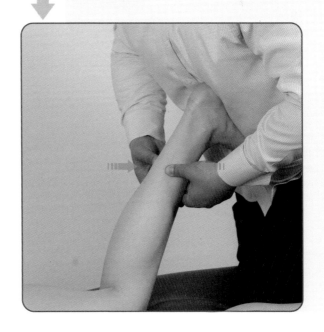

아킬레스힘줄의 무지압박법 (2)

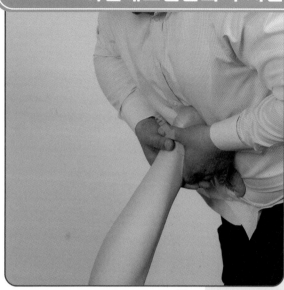

양쪽 엄지로 피술자의 아킬레스힘줄을 압박한다. 이때 피술자의 발을 시술자의 몸에 고정시켜 아킬레스힘줄을 펴준 다음에 실시한다.

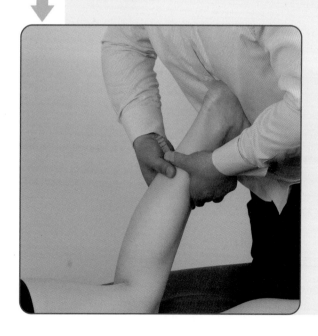

발목관절의 운동법 (1)

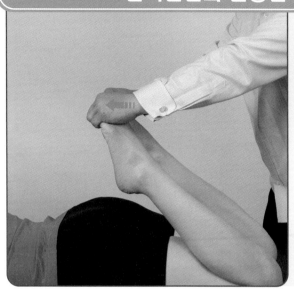

양손으로 피술자의 발가락 부위를 각각 잡고 엉덩이쪽으로 누르며 펴준다.

발목관절의 운동법 (2)

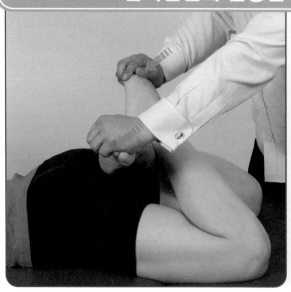

양손으로 피술자의 발가락 부위를 각각 잡고 교차시킨 후 엉덩이쪽으로 누른다.

발바닥의 수권고타법

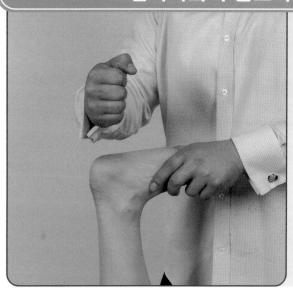

주먹으로 피술자의 발바닥을 골고루 두드려준다.

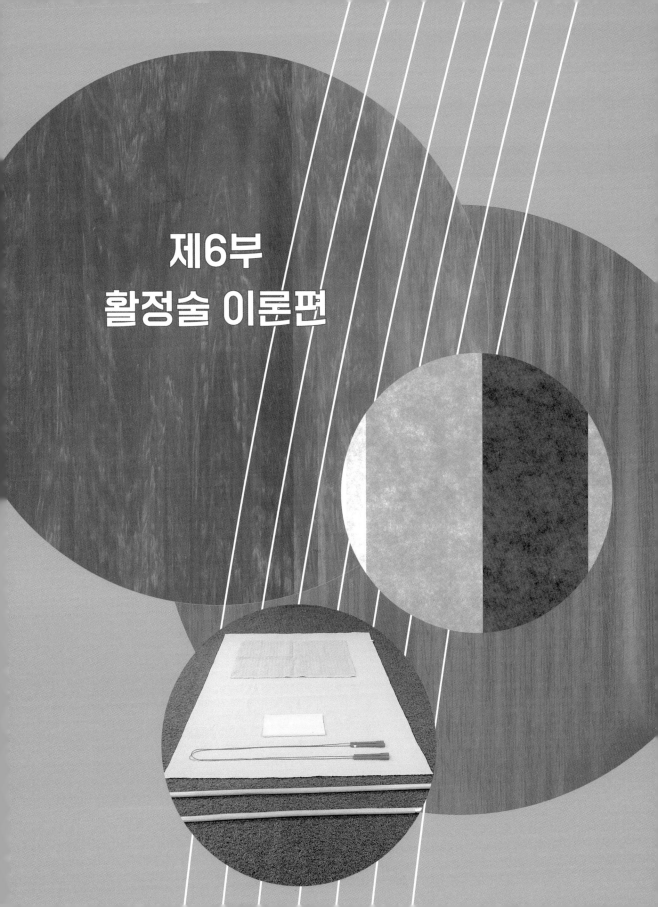

제6부
활정술 이론편

1. 활정술이란?

활정술은 활(活), 족(足), 정(正), 술(術)의 줄임말이며, 신체를 발을 통해 정상적으로 가동할 수 있도록 하는 것이다. 발을 활용하여 인체를 구조적으로 안정되게 조정하며, 변형된 인체를 바른 체형 상태로 전환시킬 수 있도록 하기 위하여 발의 여러 부위(발바닥, 발앞꿈치, 발뒤꿈치, 발날)로 근육과 힘줄 및 인대를 운동시켜 정상 위치로 되돌아가게 하는 자극운동법을 활정술이라 한다. 활정술은 최초에 노미원 원장이 장애우를 운동시키면서 호전반응을 기록한 데서 비롯되었으며, 이를 운동해부학에 연결시켜 이론적 배경을 체계화한 학자가 이기세 박사이다.

노미원 원장은 다양한 운동방법을 '묘가'라고 칭하였고, 국민체력센터에서 연구원으로 근무하면서 이를 보급하였다. 이기세 박사는 근세포, 힘줄과 인대를 자극하여 인체를 살릴 수 있는 기술이라 하여 최초로 '활정술'이라는 용어를 사용하였다. 특히 전국 활법지도자들 아카데미에 초청받아 활정술의 이론과 실기방법에 대하여 발표하였고, 이를 토대로 활정술의 이론과 실기가 정립되었다.

또한 활정술의 발상지라고 할 수 있는 인천지역에서는 천인순 연구원이 여성 최초로 활정술 인정증을 받았고, 그 이후에 최지숙 박사, 조병욱 박사, 이선영 박사, 노성환, 최지혜 연구원 등이 이어서 기술 숙련과 연구에 박차를 가하게 되었다.

활정술은 피시술자의 힘줄을 이완하는 것이 중요한 기법이라고 할 수 있다. 활정술은 '뼈와 뼈를 고정해주는 인대'와 '근육과 뼈를 이어주는 힘줄(건)'을 자극함으로써 관절이 정상적인 위치로 돌아갈 수 있도록 하는 자극법의 하나이다. 마사지는 근육을 자극하여 피로를 회복시키지만, 활정술은 힘줄을 자극하여 노화 및 축소된 관절의 가동범위를 확장 및 정상 상태로 되돌리기 위해 자극하는 운동법의 하나로 완전고정과 반고정법, 지면고정법을 활용하여 근육의 움직임을 조정한다.

2. 활정술의 장점

활정술은 체중을 활용하기 때문에 많은 힘을 들이지 않고 오랫동안 실시할 수 있다. 따라서 짧은 시간에 많은 사람들에게 자극 운동을 실시할 수 있으며, 그 효과도 장시간 지속된다. 활정술은 관절 중에서 발관절, 무릎관절, 엉덩관절, 선관절, 팔꿉관절, 어깨관절 등이 기준점이 되어 관절과 관절을 연결해 주는 인대, 근육을 골격에 연결해주는 힘줄을 자극 운동함으로써 바른 자세를 유지하는 데 도움을 준다.

3. 활정술의 명현반응

활정술을 실시하면 다양한 반응이 나타난다. 처음 체험운동을 할 경우 자극부분의 근육이 나른하거나 저림 현상 및 간지러운 듯한 다양한 반응이 나타나는데 이는 자극에 대한 적응현상으로 활정술에서는 호전반응 또는 명현반응이라고 한다. 각각의 반응은 아래와 같다.

» **이완반응** : 나른함, 졸음*(관절조직들의 정리기간)*
» **회복반응** : 손발저림, 개운함*(혈액순환 촉진)*

» **과민반응** : 종아리 아랫부분의 간지러운 듯한 약한 통증 동반*(일시적 근육 긴장)*

» **배설작용** : 발열*(장기 활성화로 인한 땀이나 소변 배출)*

4. 활정술 자극운동 처방의 원리

활정사는 활정술 운동을 실시하고자 하는 개인의 특성*(성별, 연령, 체력, 건강, 장애의 유무, 운동경험)*을 고려하여 운동의 양*(정도, 시간, 빈도)*과 운동의 질 및 운동방법을 결정한다. 특히 활정술은 위에서 말한 내용을 주의 깊게 관찰하고 확인한 후 실시하는 것이 바람직하다.

활정술을 실시하다 보면 자주 운동을 하는 사람과 가끔 운동을 하는 사람의 근육 형태가 다르기 때문에 활정술 적용 강도는 다르게 해야 한다. 따라서 근육을 눌렀을 때 느끼는 통각정도를 Borg's scale을 응용하여 1에서 10단계까지 나누어 근육자극 시 부위별 통각 지수를 적용한다.

표 6-1 활정술 근육 자각 기준

척도	자각적 감도
1	매우 매우 편하다
2	아주 편하다
3	편하다
4	약간 통증이 있다
5	약간의 통증이 자주 있다
6	약간 아프다
7	조금 아프다
8	매우 아프다
9	너무 아프다
10	너무너무 아프다

1) 활정술 자극운동의 목적

» 근육의 피로를 풀어주기 위해 실시한다.

» 힘줄의 긴장을 완화시키기 위해 실시한다.

» 인대의 가동범위를 확대하기 위해 실시한다.

» 바른 체형을 유지하기 위해 실시한다.

» 성장을 촉진시키기 위해 실시한다.

2) 기본원칙

» 활정술은 상해가 발생되지 않도록 안전하게 실시하여야 한다.

» 활정술은 바른자세의 유지와 성장에 도움이 될 수 있어야 한다.

» 활정술은 운동경험 및 근육발달 여부와 개인적 특성에 맞게 실시하여야 한다.

» 활정술의 자극 운동방법은 처음보다 약간 강한 느낌이 있도록 강도를 높이면서 실시하여야 한다.

» 활정술은 자극 압력에 따라 완전고정과 반고정, 지면고정을 적절히 활용하여야 한다.

3) 활정술 자극운동의 처방 순서

활정술 운동을 하기 전에 실시하여야 하는 것은 활정술 처방이다. 특히 정형외과적으로 문제가 있을 경우 실시하면 안 되기 때문에 신체가동 범위의 검사 및 가동 시 통증 여부 등을 확인하고 실시하여야 운동 상해를 예방할 수 있다.

4) 활정술 자극운동처방 과정

(1) 운동 경력 및 병력 체크

뼈의 골절이나 근육의 찢어짐, 인대의 손상이 없어야 한다. 안전한 활정술 운동을 실시하기 위해서는 전문의의 X-ray 소견 또는 자극 여부를 평가한 후 실시하는 것이 바람직하다.

(2) 신체 가동범위 검사

전반적으로 신체의 가동범위가 이상이 없는지를 확인하도록 한다. 특히 관절의 움직임이 원활한지를 검사하도록 한다.

(3) 근육검사

운동을 지속적으로 하고 있는 사람과 가끔 운동하는 사람과의 근육량은 현저히 다르기 때문에 근육 형태에 따라 활정술의 강도를 조정하는 데 도움이 된다.

(4) 보행검사

보행 시 발바닥의 지면 착지 각도 및 지면 접촉면의 넓이 부위 등을 관찰하면 골반의 비대칭과 뒤꿈치의 외반을 구분할 수 있다.

(5) 골반 및 척추검사

서있을 때의 자세와 걷고 있을 때 발바닥이 지면에 어떻게 착지되고 있는지, 누워서 뒤꿈치의 높이와 무릎의 높이가 어떤 차이를 보이는지 등의 형태 검사를 실시하도록 한다.

(6) 활정술 운동을 위한 설문

운동상해 여부, 평소 운동 지속시간 등과 같은 상세한 내용을 묻는 설문지를 작성하여 활정술 운동을 위한 예비자료로 활용하면 좋다.

6) 활정술을 통한 변형성 관절증 조정

(1) 변형성 관절증이란?

변형성 관절증은 과도한 운동이나 동작의 연속성으로 인하여 정상적인 범위에서 벗어나 관절의 움직임에 문제를 일으킬 수 있으며 관절연골에 퇴행변성이 일어나 탄력을 잃고 관절이 나빠진 상태를 말한다. 특히 무리한 운동을 삼가고 악화를 방지하는 것이 중요하다. 활정술을 하면서 운동강도를 조절하지 않으면 오히려 안 하니만 못하기 때문에 늘 운동강도를 염두해 두어야 한다.

(2) 원인 및 증상

계단을 오르내릴 때 통증을 호소하며, 앉았다 일어설 경우 고통스럽다. 나이든 중년 이상의 여성에게서 많이 나타나며 과체중으로 인한 엉덩관절과 무릎관절에 많이 나타난다.

(3) 변형성 관절증 조정법

관절 주변에 있는 힘줄과 뼈를 감싸고 있는 인대를 발로 밟아 자극을 줌으로써 관절의 움직임과 가동범위를 원래대로 복원할 수 있다. 올바르게 걷는 법의 적용, 통증 부위의 적당한 자극, 인체중심부인 골반의 교정 등이 치료의 좋은 예다.

7) 무지외반증 조정법

(1) 무지외반증이란?

발에 나타나는 질환으로 가장 흔한 것이 외반무지라고도 한다. 발보다 신발이 작을 경우 엄지발가락이 압력을 받아 둘째 발가락 쪽으로 변형되는 증세를 말한다.

(2) 원인 및 증상

남자보다는 여성들이에게 많이 발생한다. 이유는 굽이 높은 구두 때문에 엄지 발가락쪽에 힘이 몰려 발생되는 경우가 대다수이며 발가락을 잡고 있는 근육과 인대가 약해서 발병되는 경우도 있다. 특히 연령이 높을수록 많고, 류마티스 관절염이나 통풍, 당뇨 등과 같은 병을 앓고 있는 경우에 동반하여 발생하는 경우가 많다.

(3) 무지외반증 조정법

사람마다 다른 원인을 가지고 있다. 가장 좋은 방법은 관련 병원에서 수술을 하면 쉽게 치료될 수도 있지만 치료를 해도 재발될 수 있는 경우는 확실한 원인을 찾아 치료를 병행하는 것이 좋다. 특히 무지외반은 보행에서 그 원인을 찾을 수 있으며, 그 이전에 골반의 틀어짐과 척추의 불안전한 구조에서 원인을 찾을 수 있다. 관절의 긴장과 가동범위의 축소는 체중을 한쪽으로 치우치게 할 수 있다. 보행시 체중이 한쪽으로 치우친 보행법은 골반의 틀어짐과 척추의 비틀림을 유발시켜 추간원판탈출증을 발생시킬 수 있는 우려가 있기 때문에 보행을 바르게 하는 방법이야말로 수술받는 방법보다 좋은 치료법이라해도 과언이 아닐 것이다.

일반인들이 평소에 무지외반을 예방할 수 있는 방법은 꽉 끼는 신발을 착용하지 않고, 슬리퍼와 같이 앞꿈치 공간을 확보할 수 있는 신발의 착용이 효과적이며, 시간이 닐 때마나 발가락을 마사지하여 변형되지 않도록 지속적인 자극을 주는 것이 좋은 예방 및 치유법이다. 그런 측면에서 활정술은 지속적으로 발바닥과 발가락을 눌러 관절의 정상적인 위치확보를 통하여 바른 보행을 할 수 있도록 도움을 준다.

8) O자 다리의 조정법

(1) O자 다리란?

O자 다리는 무릎이 붙지 않고 발목관절의 바깥부분이 안쪽보다 심한 경사를 가

지고 있으며, 무릎관절의 바깥쪽관절이 안쪽보다 공간이 좁게 변한 상태로 선천적인 경우도 있지만 후천적으로 관절의 노화나 질환으로 발생될 수 있으며, 특히 외부의 충격으로 인한 상해를 경험한 후 완전히 치료하지 않고 방치했을 경우 나타나는 경우가 더 많다고 할 수 있다. 그 형태가 원형태와 비슷하다고 하여 ○자다리라고 한다. 특히 의학적 용어는 내반슬이라고 불린다.

(2) 원인 및 증상

선천적으로 관절이 약해서 변형되는 경우가 있으며, 후천적으로 운동 상해에 의한 치료가 이루어지지 않았거나 평상시 잘못된 자세와 습관에 의하여 관절에 붙어있는 근육과 인대가 정상적인 역할을 하지 못할 경우 발생한다.

특히 보행시 한쪽다리에 체중이 실려 고관절이 틀어지거나 한쪽다리의 길이가 짧거나 길어 보행시 무릎관절에 영향을 주기 때문에 발생하기 쉽다.

(3) ○자 다리 조정법

무릎관절과 발목이 정상적이지 못한 ○자 다리의 경우 일반적으로 통증이 유발된다. 초기에 피곤해서 그렇다고 생각하여 그냥 지나칠 경우 추후에 만성질환으로 전환될 수 있다. 특히 초기 통증시 병원에 내원하여 원인을 찾아서 치료하면 가장 좋은 치료방법이라고 할 수 있다. 하지만 그 기간이 오랜시간 경과 후 습관화되면서 통증을 나이가 들어서 당연하게 생각하고 치료를 안 하는 경우가 흔하다. 우리 인체는 습관에 적응하는 본능을 가지고 있다. 보행을 바르게 하고 균형있는 근육량을 만들어 틀어진 신체를 바르게 보정할 경우 얼마든지 병을 고칠 수 있다. 특히 골반의 틀어짐은 뒤꿈치의 무게중심이 흔들려서 발생할 가능성이 매우 높다. 이를 알아보기 위해서는 신발 바닥을 관찰해 본다. 신발 바닥 바깥쪽면이 많이 달았을 경우 오래서있기가 힘들다든지 발목을 자주 삐는 현상을 겪을 수도 있다. 만성적 발목 부상을 바로잡기 위해서는 인위적인 자극 운동법을 실시하는 것이 중요하며, 적

정한 부하 운동을 하면서 주변 근육과 인대를 강화시키는 자극운동법을 적용하여
야 한다.

5. 활정술 적용 시 주의할 점

활정술을 실시하기 전에 주의해야할 점은 아래와 같다.

1) 피술자의 문진을 실시하여야 한다*(기존 질병유무 확인)*.

2) 피술자의 지속적, 비지속적 운동경험 여부를 확인하여야 한다*(활동근, 비활동근)*.

3) 노인과 중년 여성의 경우 반드시 골다공증 여부를 확인하여야 한다.

4) 가장 약한 자극부터 중자극, 강자극으로 점증부하방법으로 실시한다.

5) 활정술은 의술이 아니라 가동범위를 확장시킬 수 있도록 자극하는 운동방법
   임을 주지시켜야 한다.

6. 활정술 자극운동 시 준비물

1) 4~5cm 이상 높이의 매트리스

2) 중심을 잡을 수 있는 보조 봉 또는 지팡이

3) 양말 위에 덧버선

4) 수건

5) 얇은 담요 2장

7. 활정술의 적용 범위

1) 성장 마사지의 일환으로 초·중·고등학생들의 관절자극기법으로 활용
2) 가동범위를 확장하고자 하는 재활대상의 자극으로 활용
3) 운동선수들의 피로 회복 차원의 자극법으로 적용
4) 기존 마사지의 자극법으로 효과를 보지 못한 대상들에게 적용
5) 카이로프랙틱의 적용이 어렵거나 테크닉이 부족할 경우 활용
6) 체형 변형으로 인해 고민하는 대상들의 바른 체형 회복 운동법으로 활용

8. 활정술의 효과

1) 피로회복

피로는 과도한 운동이나 육체적, 정신적 노동이 생체에 지나친 부담을 주었을 때 일어나는 현상이며 밤낮의 생활리듬과 관련이 있다. 특히 피로가 지나치게 축적되면 탈진상태에 빠져들어 근력, 근지구력, 유연성, 평형성, 민첩성, 근파워와 같은 행동체력의 기능과 면역, 적응, 체온조절, 의지약화, 판단, 의욕 및 정신적 스트레

스와 같은 방위체력에 영향을 미치게 된다.

따라서 기존의 스포츠마사지나 기구를 통한 자극보다 훨씬 효과적인 자극 운동 법인 활정술을 적용하면 피로회복 및 근육 움직임이 원활해질 수 있다.

2) 바른체형 유지

활정술은 불안정한 자세로 장시간 업무를 보거나 잘못된 자세를 교정하지 않고 생활하면서 발생되는 척추변형과 같은 신체의 불균형 상태를 정상적으로 회복시키 기 위하여 각 관절과 근육을 자극하여 정상적인 정렬 상태를 유지할 수 있도록 하 기 위한 운동법의 일종이라 할 수 있다.

많은 사람들이 피로를 느끼는 원인 중의 하나가 척추의 균형이 깨져 다른 신체부 위가 부자연스러운 상태로 활동하면서 만성화되어가는 경우도 있고, 최근에는 극 심한 스트레스로 인한 근골격계의 기능저하는 요통, 만성두통, 어깨의 통증 등을 발생시킨다. 이때, 신체를 안정화시키기 위하여 굳어진 근육과 틀어진 관절부위를 자극하여 정상적인 상태로 되돌리는 데 활정술은 큰 도움이 되고 있다.

3) 성장 촉진

신체활동을 통한 체지방의 감소는 성장호르몬 및 중간 매개체들과 함께 하나의 시스템으로 이용되며 단백질 합성, 골격의 성장, 세포의 증식에 중요한 역할을 하 는 IGF-1을 증가시켜 성장의 촉진, 뼈의 길이 성장, 골 재흡수에도 영향을 미치며 (Le Roith et al., 2001; 김종식, 최흥희, 2010), IGF-1 수준은 영양, 인슐린, 성장호르몬에 의해 조절되고 있음이 밝혀졌다. 또한 신체활동은 IGF-1을 조절하는 중요한 요인으로 제시되고 있다(Smith, Underwood, & Clemmons, 1995).

성장호르몬과 IGF-1에 의한 동화작용기능도 향상시키는 것으로 보고되고 있으며, 수직 점프 동작을 바탕으로 하는 줄넘기 운동은 성장판 자극을 촉진하여 아동의 성장과 근육발달에 도움이 된다고 하였는데*(김홍인, 2001)*, 활정술은 근육을 골격에 연결해 주는 힘줄을 자극하며, 관절 사이의 인대를 자극하여 성장판 자극을 통한 성장 촉진을 위한 운동법이라 할 수 있다.

4) 관절의 가동범위 확장

활정술은 조직의 미세외상이나 과도한 운동으로 인하여 손상 및 탈구, 자세 불균형에 의한 통증유발로 인한 근 단축 및 구축으로 인하여 정상범위를 유지할 수 없는 상태를 조정하여 근육과 근육, 골격과 골격, 골격과 근육, 인대와 골격, 힘줄과 골격간의 협응 상태를 좋게 하여 축소된 가동범위를 원래의 정상가동범위 내에서 활동할 수 있도록 하는 자극방법 중의 하나이다.

9. 활정술의 실시방법

활정술의 실시방법은 아래와 같다.

1) 인체의 중심인 골반을 좌·우 자극한다.
2) 말초 부위부터 자극한다*(다리고정, 손고정)*.
3) 인대와 힘줄은 이완된 자세에서 시작한다.
4) 자극점을 밟을 때는 고정점을 약간 놓으면서 자극한다.
5) 근육자극 시 1차적 고정점은 바닥으로 지정한다.
6) 근육자극 시 근육량이 적은 부위는 지면을 동시에 활용한다.

7) 활정술 시행 시 한번에 자극을 끝내지 말고 반대쪽을 똑같이 실시한다*(3회 이상)*.

활정술 자극 운동은 인체의 중심인 고관절을 흔들어 근육을 풀어주는 것이 선행되어야 한다. 특히 심장에서 먼 부위부터 자극하여 심장의 부담을 줄여주는 것이 중요하다.

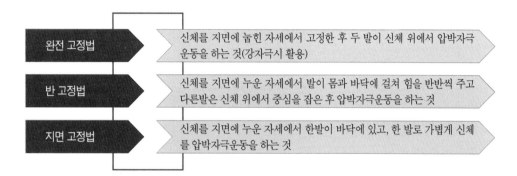

완전 고정법	신체를 지면에 눕힌 자세에서 고정한 후 두 발이 신체 위에서 압박자극 운동을 하는 것(강자극시 활용)
반 고정법	신체를 지면에 누운 자세에서 발이 몸과 바닥에 걸쳐 힘을 반반씩 주고 다른발은 신체 위에서 중심을 잡은 후 압박자극운동을 하는 것
지면 고정법	신체를 지면에 누운 자세에서 한발이 바닥에 있고, 한 발로 가볍게 신체를 압박자극운동을 하는 것

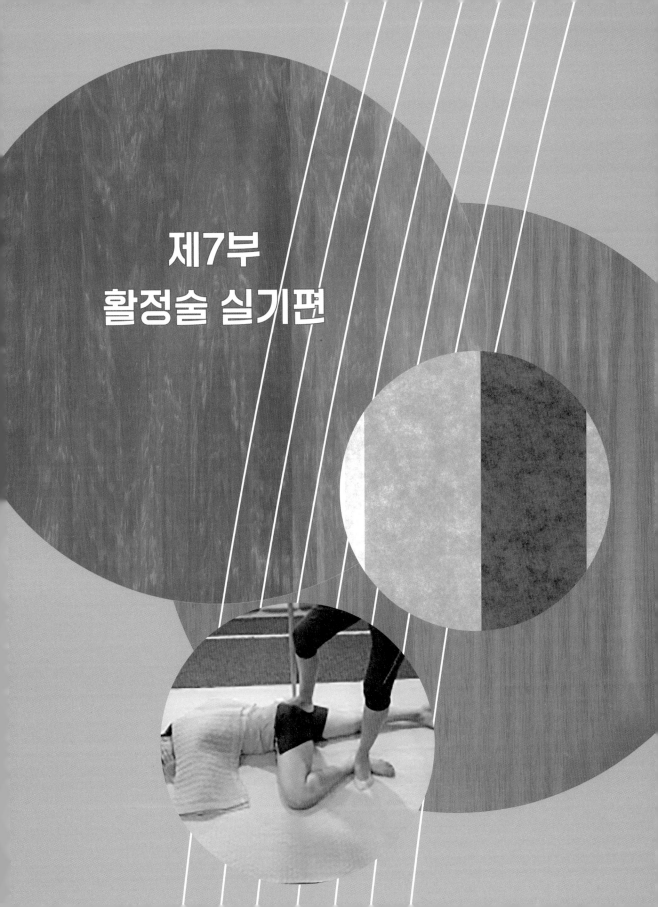

제7부
활정술 실기편

■ 활정술 실기에 필요한 준비물

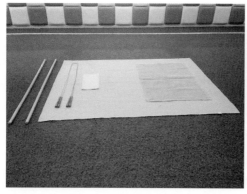 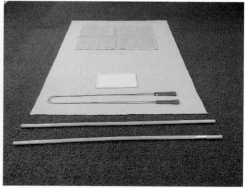

1. 활정술 복와위 하체

기본 준비자세 1 ☞ 피술자

 활정술 피술자 자세(복와위, 엎드린 자세)

  피술자가 엎드려 눕는 것을 복와위라고 하며, 피술자가 편안하게 누울 수 있도록 바닥에 약 4~5cm 두께 매트를 깔고 그 위에 요를 깐 다음 머리를 받칠 수 있도록 수건을 준비한다. 또한 피술자의 체온유지를 위해 시술을 하지 않는 부위는 담요로 덮어준다.

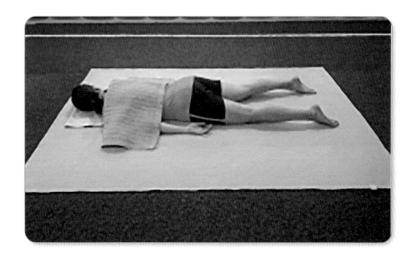

기본 준비자세 2 ☞ 몸의 균형잡기 및 긴장 해소하기

 활정술 기초 자극 방법(엉덩근 자극법)

☐ 자극 부위는 엉덩근이며, 지면고정으로 첫번째는 엉덩근을 발바닥으로 누르면서 흔
  들고 두번째는 앞발가락으로 누르면서 흔든다. 세번째는 발꿈치뼈(종골)로 누르면
  서 흔든다.

☐ 등허리근(요배근)이 경직되었을 경우 쉽게 풀어진다.

☐ 오른쪽과 왼쪽 엉덩이를 번갈아 가면서 3회씩 자극(1회당 15번 정도)한다.

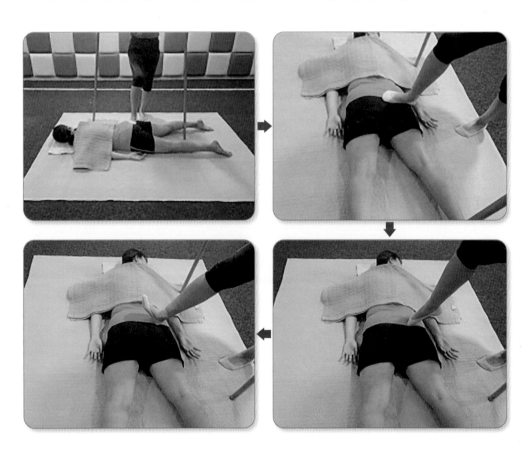

활정술 기초 자극 방법(앞꿈치 자극법)

발바닥 앞꿈치의 1/3지점은 용천혈이다. 특히 이 부위를 자극함으로써 체력을 증진시키고 신체의 체온을 하강시키는 작용을 하는 곳이다. 혈압을 내리게 하고 불면증을 완화시켜주는 곳으로 아이들과 여성들은 앞꿈치로 자극한다.

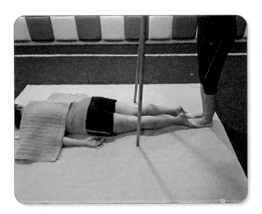 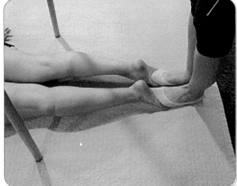

활정술 기초 자극 방법(뒤꿈치 자극법)

발바닥 앞꿈치의 1/3지점은 용천혈이다. 특히 이 부위를 자극함으로써 체력을 증강시키고 신체의 체온을 하강시키는 작용을 하는 곳이다. 혈압을 내리게 하고 불면증을 완화시켜주는 곳으로 운동 선수들과 남자들은 뒤꿈치로 자극한다.

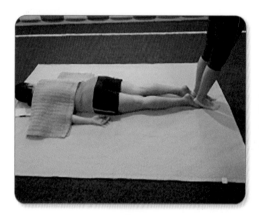
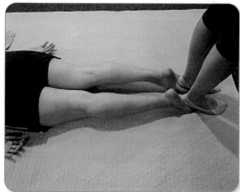
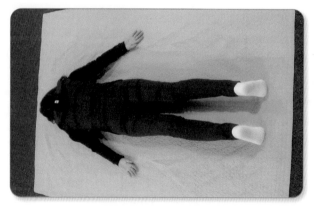

사전 다리길이 검사 방법

　활정술 실시 전에 피술자의 신체균형 상태를 알아보기 위해서 두 다리를 곧게 펴서 길이를 살펴보고 두 다리를 90도로 접었을 때 발바닥의 모양을 살핀다.

　특히 발꿈치뼈(후종골)가 현저히 높게 올라왔을 경우 다리의 길이가 길다고 판단하고 앙와위 자세에서 어느 쪽 다리가 변위를 보였는지 재확인한 후 짧은 쪽 다리부터 활정술 운동을 실시한다.

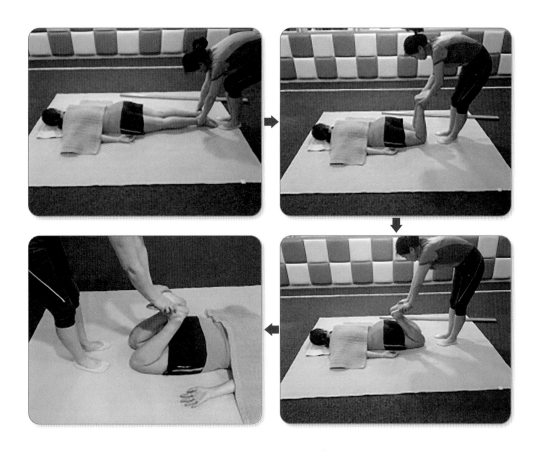

복와위-다리-발목-가쪽복사

□ **운동방법** : 뒤꿈치를 먼저 밟고 난 후 가쪽복사를 포함한 발목관절을 밟는다. 관절 부위는 빠르고 가볍게 자극하는 것이 효과적이다.

□ **운동효과** : 발목의 통증 완화 및 피로감 회복에 효과가 있으며, 목과 어깨가 아플 경우, 좌골신경통이 있을 경우, 허리 요통을 억제하는 효과가 있다.

□ **자극점** : 복사뼈에서 뒤쪽으로 눌러주면 발꿈치 힘줄 앞부분에 움푹패인 곳(곤륜)

□ **고정방법** : 반고정 운동

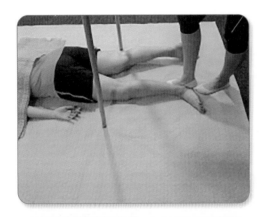

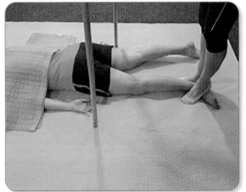

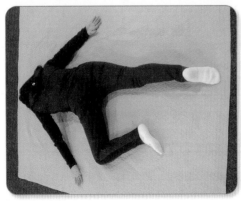

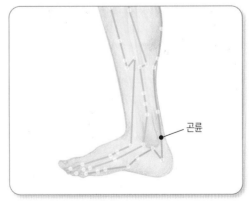

곤륜

복와위 – 다리 – 발목 – 가쪽복사

☐ **운동방법** : 뒤꿈치를 먼저 밟고 난 후 족날 부위와 발가락을 밟는다. 관절부위는 빠르고 가볍게 자극하는 것이 효과적이다.

☐ **운동효과** : 발목의 통증 완화 및 종아리 근육이 당길 때, 피로감 회복에 효과가 있으며, 목과 어깨가 아플 경우, 좌골신경통이 있을 경우, 복사뼈 통증을 억제하는 효과가 있다.

☐ **자극점** : 바깥쪽 복사뼈 앞쪽으로 움푹파인 곳(구허)

☐ **고정방법** : 반고정 운동

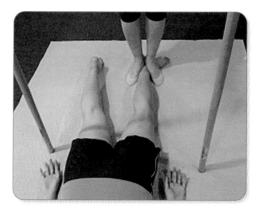 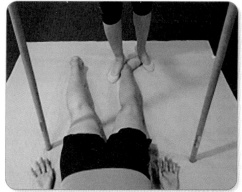

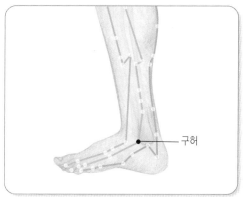

구허

복와위 – 다리 – 발목 – 가쪽복사

□ **운동방법** : 뒤꿈치를 먼저 밟고 난 후 족날과 발가락을 위로 올리듯이하며 앞으로 들어 밟는다. 발가락은 빠르고 가볍게 자극하는 것이 효과적이다.

□ **운동효과** : 발목의 통증 완화 및 아랫다리 근육이 당길 때 피로감 회복에 효과가 있으며, 목과 어깨가 아플 경우, 좌골신경통이 있을 경우, 복사뼈 통증 등을 억제하는 데 효과가 있다.

□ **자극점** : 네 번째 발가락 바깥부분(족규음)

□ **고정방법** : 반고정 운동

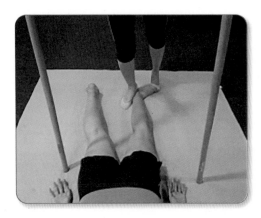 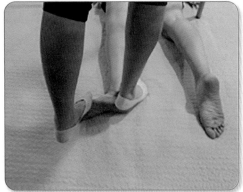

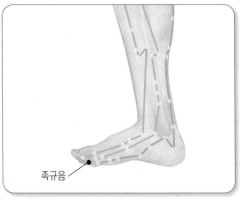

족규음

복와위-다리-발목-장딴지

☐ **운동방법** : 가쪽복사를 먼저 밟고 난 후 장딴지 부분을 가볍게 밟으면서 위쪽으로 이동한다. 처음부터 강하게 운동을 시키지 말고 〈약강도-중강도-강하게〉 반복적으로 3회 이상 실시하는 것이 효과적이다.

☐ **운동효과** : 다리 근육이 당기거나 경직이 있을 경우 효과적이며, 허리의 통증이 있을 경우 효과적이다.

☐ **자극점** : 종아리 부분 중에서 가장 높게 올라온 곳(승근)

☐ **고정방법** : 반고정 운동

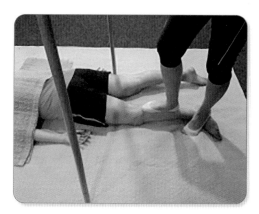 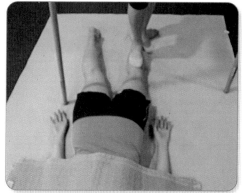

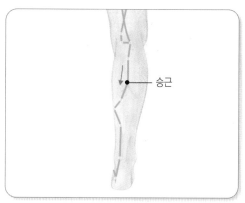

승근

복와위-다리-내장-가쪽복사-안오금

□ **운동방법** : 가쪽복사를 먼저 밟고 난 후 장딴지 부분을 가볍게 밟으면서 위쪽으로
   이동한다. 안오금이라고 하는 부분은 무릎관절의 뒷부분으로 뒤십자인대를 이완운
   동하는 데 도움이 된다. 자극 정도는 〈약강도-중강도-강하게〉 반복적으로 3회 이상
   실시하는 것이 효과적이다.

□ **운동효과** : 다리가 쑤시거나 좌골신경통 및 요배통 완화에 도움을 주며, 다리의 혈
   액순환 촉진에 도움을 준다.

□ **자극점** : 안오금 가운데자리(위중), 엉덩근 라인(승부), 엉덩근 가운데(환조)

□ **고정방법** : 반고정 운동

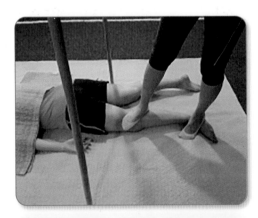

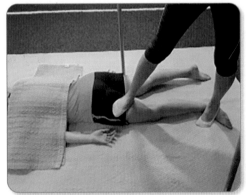

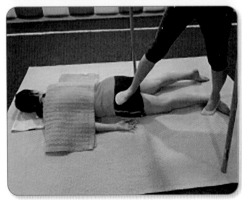

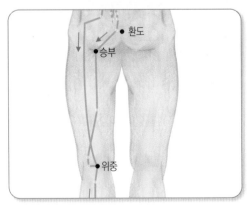

복와위-다리-발목-하지

□ **운동방법** : 장딴지부터 넙다리까지 두발로 밟으면서 큰엉덩근까지 이동을 한다. 특히 가자미근과 아킬레스건은 약하게 반복적으로 자극한다. 반고정 상태로 뒤쪽 발바닥으로 근육을 자극하도록 한다. 자극 정도는 〈약강도-중강도-강하게〉 반복적으로 3회 이상 실시하는 것이 효과적이다.

□ **운동효과** : 다리 근육이 당기거나 경직이 있을 경우 효과적이며, 허리의 통증이 있을 경우 효과적이다.

□ **자극점** : 승상-승근-위중-은문-승부

□ **고정방법** : 반고정 운동

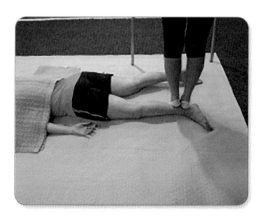
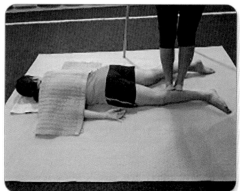
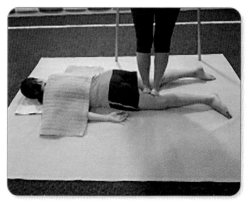
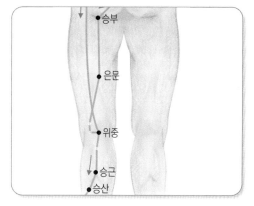

복와위 – 다리 – 외장 – 뒤꿈치 – 비복근

□ **운동방법** : 뒤꿈치와 안오금을 잘게 밟은 후 반고정으로 장딴지근을 V자로 밟으면서 자극하도록 한다.

반고정상태로 뒤쪽 발바닥으로 근육을 자극하도록 한다. 자극 정도는 〈약강도-중강도-강하게〉 반복적으로 3회 이상 실시하는 것이 효과적이다.

□ **운동효과** : 다리 근육이 당기거나 경직이 있을 경우 효과적이며, 허리의 통증이 있을 경우 효과적이다.

□ **자극점** : 안쪽 장딴지근으로 발목에서 3촌 상방에 위치함. (삼음교)

□ **고정방법** : 반고정 운동

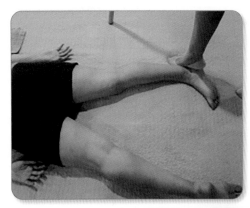 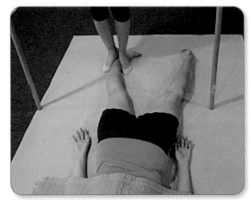

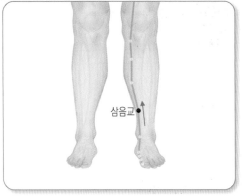

삼음교

복와위-다리-외장-뒤꿈치-엄지발가락

☐ **운동방법** : 뒤꿈치를 고정한 후 발의 안쪽날을 자극하면서 엄지발가락을 자극한다.
반고정상태로 다른발로 발날을 자극하면서 내려간 후 엄지 발가락을 자극하도록 한
다. 자극 정도는 〈약강도-중강도-약강도〉 반복적으로 3회 이상 실시하는 것이 효과
적이다.

☐ **운동효과** : 소화불량이나 부종이 있을 때 자극운동을 하며, 다리의 통증이 있을 때
자극운동을 시키면 효과적이다.

☐ **자극점** : 발 안쪽에서 중간지점인 제1발허리뼈바닥 부분으로 발등과 발바닥 피부의
경계 (공손)

☐ **고정방법** : 반고정 운동

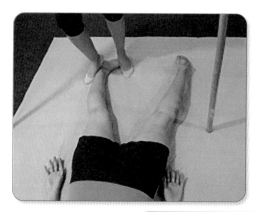
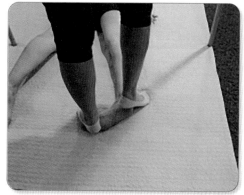

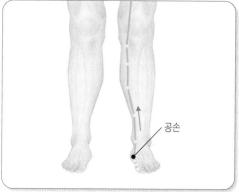

복와위-다리-외장-안쪽복사-장딴지

□ **운동방법** : 안쪽복사를 고정한 후 비복근을 자극하면서 안오금까지 자극 운동을 실시한다. 반고정상태로 장딴지를 자극하면서 올라간다. 자극 정도는 〈약강도-중강도-약강도〉 반복적으로 3회 이상 실시하는 것이 효과적이다.

□ **운동효과** : 다리경직이나 마비증상이 있을 경우와 몸에 오한이 올 경우 자극운동을 시키면 효과적이다.

□ **자극점** : 안쪽복사 윗부분으로 정강뼈와 만나는 지점(중봉)

□ **고정방법** : 반고정 운동

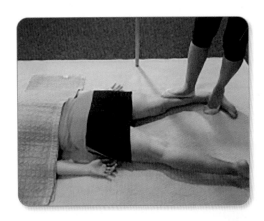 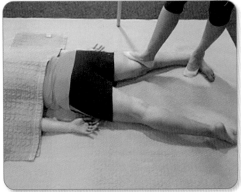

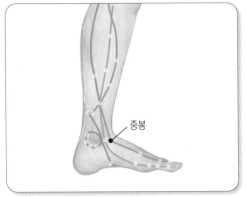

복와위-다리-외장-안쪽복사-후넙다리

□ **운동방법** : 안쪽복사를 고정한 후 넙다리를 자극하면서 큰볼기근까지 자극 운동을 실시한다. 반고정상태로 넙다리를 자극하면서 올라간다. 자극 정도는 〈중강도-강강도-중강도〉 반복적으로 3회 이상 실시하는 것이 효과적이다.

□ **운동효과** : 다리경직이나 뻐근함 및 과도한 운동직후 피로회복에 효과적이며 요통이나 측면 통증이 있을 경우 자극 운동을 시키면 효과적이다.

□ **자극점** : 안쪽복사 윗부분으로 정강뼈와 만나는 지점(중봉)

□ **고정방법** : 반고정 운동

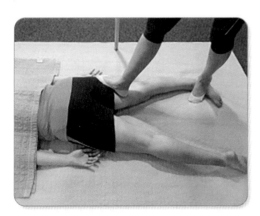 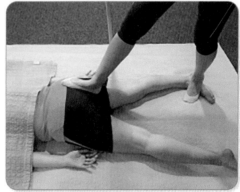

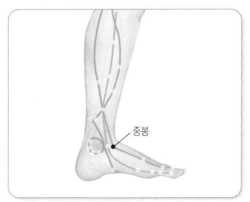

중봉

복와위-다리-양외장-안쪽복사-후넙다리

□ **운동방법** : 안쪽복사를 고정한 후 넙다리를 자극하면서 큰볼기근까지 자극 운동을 실시한다. 반고정 상태로 넙다리를 자극하면서 올라간다. 자극 정도는 〈중강도-강강도-중강도〉를 반복적으로 3회 이상 실시하는 것이 효과적이다.

□ **운동효과** : 머리가 아프거나 혼미할 때 및 몸의 냉증과 수분조절이 필요할 때 자극을 주면 효과적이다.

□ **자극점** : 안쪽복사 윗부분으로 정강뼈와 만나는 지점(조해)

□ **고정방법** : 완전고정 운동

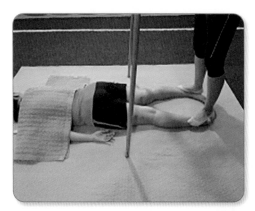 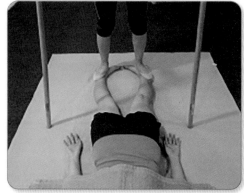

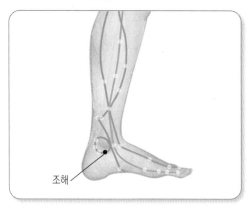

조해

복와위-다리-양외장-안오금

□ **운동방법** : 안쪽복사를 고정한 후 장딴지근을 자극하면서 안오금까지 자극 운동을 실시한다. 완전고정 상태로 안오금을 자극하면서 올라간다. 자극 정도는 〈중강도-저강도-중강도〉를 반복적으로 3회 이상 실시하는 것이 효과적이다.

□ **운동효과** : 허리 및 다리가 쑤시고 아플 때 자극 운동을 하면 다리의 부종을 완화시켜주고 혈액순환을 촉진시킨다.

□ **자극점** : 무릎 뒤 주름의 중앙 지점(위중)

□ **고정방법** : 완전고정 운동

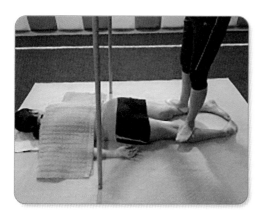
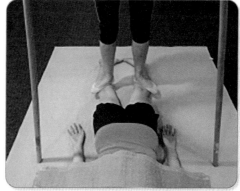

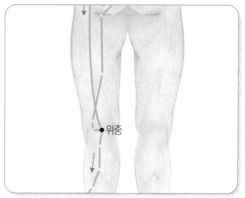

복와위 – 다리 – 양외장 – 큰볼기근

□ **운동방법** : 안쪽복사를 고정한 후 큰볼기근를 자극하면서 엉치뼈 부위를 자극운동을 실시한다. 완전고정 상태로 큰볼기근를 자극하면서 엉치뼈 부위를 자극한다. 자극 정도는 〈중강도-저강도-중강도〉를 반복적으로 3회 이상 실시하는 것이 효과적이다.

□ **운동효과** : 허리를 튼튼하게 하며, 혈액순환을 원활하게 한다. 특히 여성부인과 질환에 도움이 되며, 무릎이 차거나 다리부종에 효과가 있다.

□ **자극점** : 엉치뼈 양쪽에 각각 네 개의 엉치뼈구멍이 있는데, 상료, 차료, 중료, 하료 (팔료)

□ **고정방법** : 완전고정 운동

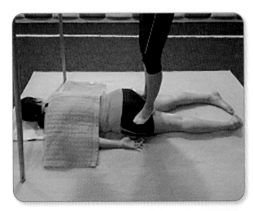
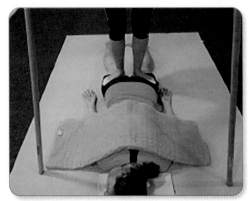

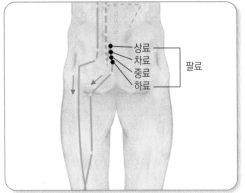

복와위 – 다리 – 양외장 – 큰볼기근

☐ **운동방법** : 안쪽복사를 고정한 후 큰볼기근를 자극하면서 엉치뼈 부위를 자극운동을 실시한다. 완전고정상태로 큰볼기근를 자극하면서 엉치뼈 부위를 자극한다. 자극 정도는 〈중강도-저강도-중강도〉를 반복적으로 3회 이상 실시하는 것이 효과적이다.

☐ **운동효과** : 수족냉증 및 등의 통증에 효과를 보이며, 체내의 불필요한 수분을 제거해 준다.

☐ **자극점** : 엉치뼈 양쪽에 각각 네 개의 엉치뼈구멍이 있는데, 차료에서 옆으로 1촌 되는 지점(방광수)

☐ **고정방법** : 완전고정 운동

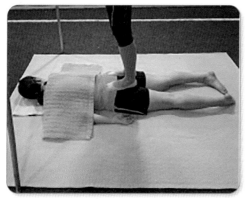
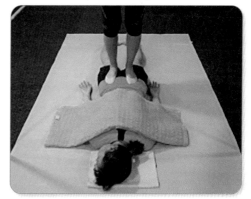
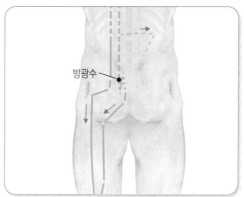

복와위 – 허리 – 등뼈 – 척추세움근

□ **운동방법** : 허리를 완전고정한 후 등뼈를 자극하면서 척추세움근을 자극 운동한다. 완전고정 상태로 척추세움근을 자극하면서 등뼈1번부터 12번까지 자극한다. 자극 정도는 〈중강도-저강도-중강도〉를 반복적으로 3회 이상 실시하는 것이 효과적이 다.

□ **운동효과** : 구토 및 기침, 숨이 차는 증상, 어깨와 등의 통증 및 신진대사 촉진에 효 과적이다.

□ **자극점** : 목뼈 7번과 등뼈 1번 사이되는 지점(대추)

□ **고정방법** : 완전고정 운동

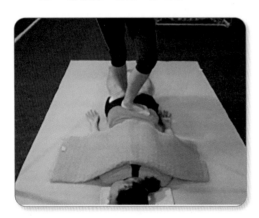 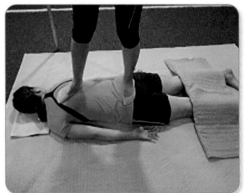

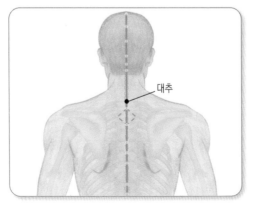

복와위 - 허리 - 등뼈 - 척추세움근

□ **운동방법** : 허리(엉치뼈 부위)를 완전고정한 후 등뼈를 자극하면서 척추세움근을 자극 운동한다. 완전고정 상태로 척추세움근을 자극하면서 등뼈1번부터 12번까지 자극한다. 자극 정도는 〈중강도-저강도-중강도〉를 반복적으로 3회 이상 실시하는 것이 효과적이다. 특히 척추세움근은 발바닥과 발꿈치 및 발 앞꿈치로 자극운동을 하면 효과적이다.

□ **운동효과** : 구토 및 기침, 숨이차는 증상, 어깨와 등의 통증 및 신진대사 촉진에 효과적이다.

□ **자극점** : 목뼈 7번과 등뼈 1번 사이되는 지점(대추)

□ **고정방법** : 완전고정 운동

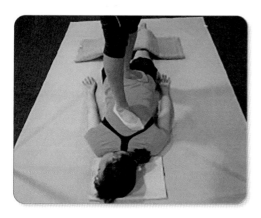

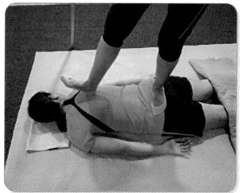

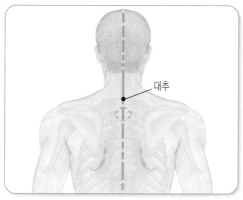

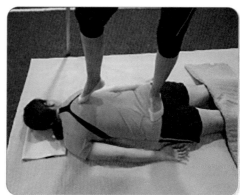

복와위−등뼈−척추세움근

☐ **운동방법** : 척추세움근을 양발로 자극한다. 완전고정 상태로 척추세움근을 자극하면서 등뼈 1번부터 12번까지 자극한다. 자극 정도는 〈중강도-저강도-중강도〉를 반복적으로 3회 이상 실시하는 것이 효과적이다. 특히 척추세움근은 발바닥으로 대저혈부터 발꿈치 및 발 앞꿈치로 자극운동을 하면 효과적이다.

☐ **운동효과** : 구토 및 기침, 숨이차는 증상, 어깨와 등의 통증 및 신진대사 촉진에 효과적이다.

☐ **자극점** : 등뼈 1번부터 12번까지의 양 1촌 측면 라인이 되는 지점(대저-위수)

☐ **고정방법** : 완전고정 운동

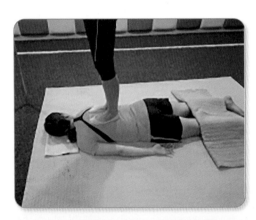

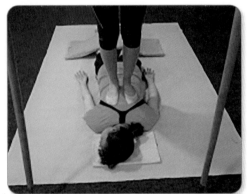

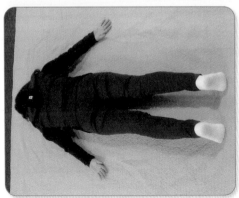

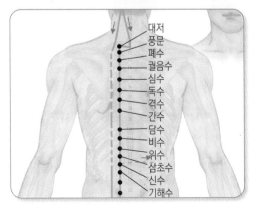

복와위 – 다리 – 내장 – 가쪽복사 – 장딴지

□ **운동방법** : 가쪽복사를 먼저 밟고 난 후 장딴지 부분을 가볍게 밟으면서 바깥오금 쪽으로 이동한다. 무릎 가쪽 부분은 무릎관절의 측면으로 가쪽인대를 이완운동 하는 데 도움이 된다. 자극 정도는 〈약강도-중강도-강하게〉를 반복적으로 3회 이상 실시하는 것이 효과적이다.

□ **운동효과** : 다리가 쑤시거나 관절염에 도움을 준다.

□ **자극점** : 무릎관절의 바깥오금 부위

□ **고정방법** : 반고정 운동

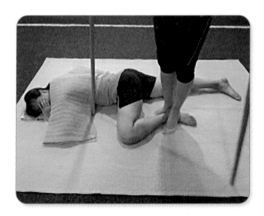
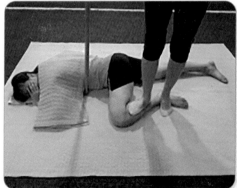
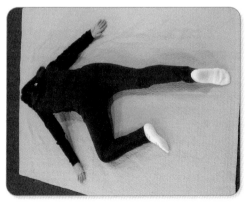
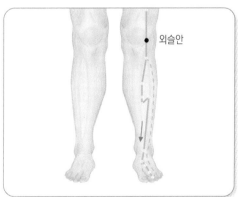

외슬안

복와위-다리-내장-가쪽복사-넙적다리-대둔근

□ **운동방법** : 가쪽복사를 먼저 밟고 난 후 넙다리 부분을 가볍게 밟으면서 엉덩이쪽
으로 이동한다. 자극 정도는 약강도-중강도-강하게 반복적으로 3회 이상 실시하는
것이 효과적이다.

□ **운동효과** : 무릎인대의 통증 및 넙다리의 근육통에 도움을 준다.

□ **자극점** : 넙다리 및 큰볼기근(요양관)

□ **고정방법** : 반고정운동

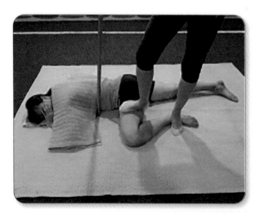 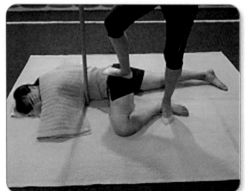

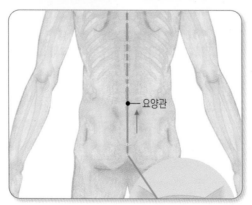

복와위-다리-내장-가쪽복사-넙적다리-대둔근

□ **운동방법** : 가쪽복사를 먼저 밟고 난 후 넙다리 부분을 가볍게 밟으면서 엉덩이쪽
　으로 이동한다. 자극 정도는 〈약강도-중강도-약강도〉를 반복적으로 3회 이상 실시
　하는 것이 효과적이다.

□ **운동효과** : 무릎인대의 통증 및 넙다리의 근육통에 도움을 준다.

□ **자극점** : 무릎외측인대 및 큰볼기근(양릉천, 요양관)

□ **고정방법** : 반고정운동과 완전고정운동

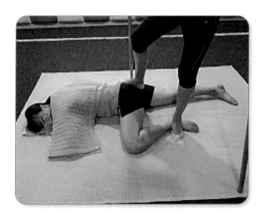
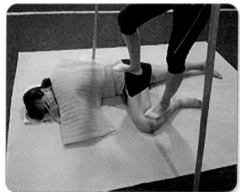
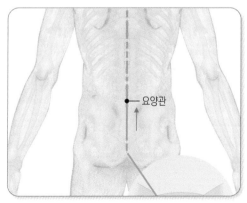
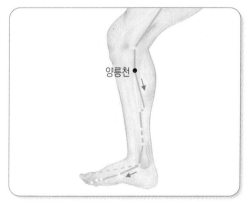

복와위–다리–내장–외슬–넙다리

□ **운동방법** : 바깥오금을 먼저 밟고 난 후 넙다리 부분을 가볍게 밟으면서 반대쪽 넙
   다리 쪽으로 이동한다. 자극 정도는 〈약강도-중강도-강강도〉를 반복적으로 3회 이
   상 실시하는 것이 효과적이다.

□ **운동효과** : 좌골신경통, 허리통, 무릎인대의 통증 및 넙다리의 근육통에 도움을
   준다.

□ **자극점** : 무릎외측인대 및 넙다리(은문, 승부)

□ **고정방법** : 완전고정 운동

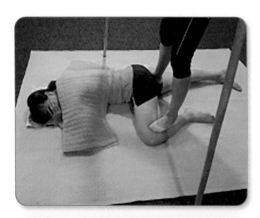

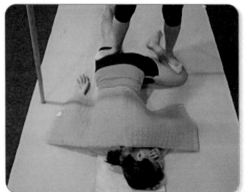

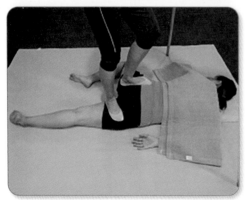

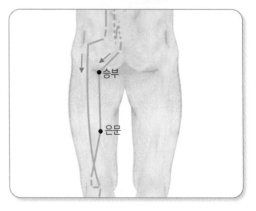

복와위－다리－내장－양가쪽복사

□ **운동방법** : 양쪽 가쪽복사를 먼저 밟고 난 후 족날 부분을 가볍게 밟으면서 발가락 쪽으로 이동한다. 자극 정도는 〈약강도-약강도-약강도〉를 반복적으로 3회 이상 실시하는 것이 효과적이다.

□ **운동효과** : 발목인대의 통증 및 뒤꿈치의 근육통에 도움을 준다.

□ **자극점** : 가쪽복사 외측인대(구허)

□ **고정방법** : 반고정 운동

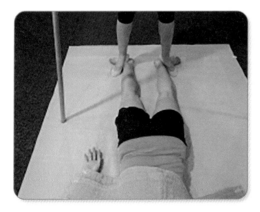 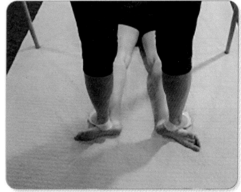

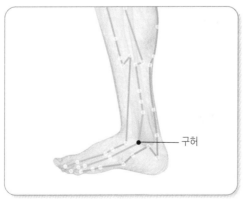

구허

복와위 – 다리 – 무릎굴곡 – 양발목 교차

□ **운동방법** : 양쪽 무릎을 굽혀 둔부에 대고 난 후 발목 부분을 교차한 후 가볍게 밟
으면서 둔부 쪽으로 자극한다. 자극 정도는 〈약강도-중강도-중강도〉를 반복적으
로 3회 이상 실시하는 것이 효과적이다.

□ **운동효과** : 발목인대의 통증 및 안오금 통증 완화 및 무릎통증에 도움을 준다.

□ **자극점** : 가쪽복사 가쪽인대(조해)

□ **고정방법** : 완전고정 운동

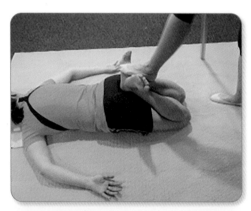

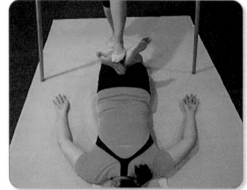

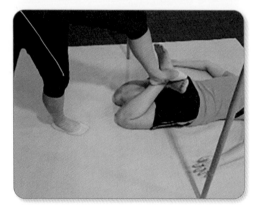

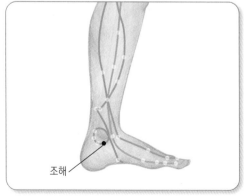

조해

복와위-다리-발가락-뒤꿈치

□ **운동방법** : 발등을 바닥에 대고 난 후 엄지발가락 부분을 고정한 후 다른발로 뒤꿈치를 가볍게 누르면서 자극한다. 자극 정도는 〈약강도-약강도-중강도〉를 반복적으로 3회 이상 실시하는 것이 효과적이다.

□ **운동효과** : 발목인대의 통증 및 뒤꿈치 통증 완화에 도움을 준다.

□ **자극점** : 가쪽복사 가쪽인대(곤륜)

□ **고정방법** : 반고정 운동

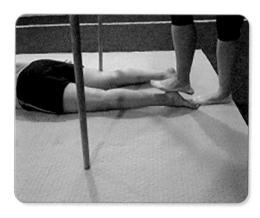
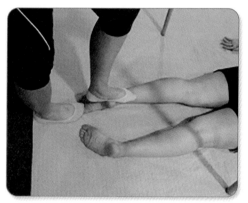

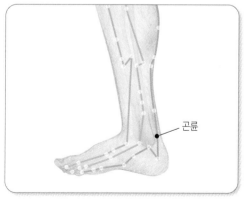

곤륜

복와위-다리-발목-아킬레스건

☐ **운동방법1** : 발등을 바닥에 댄 후 한쪽발을 피술자의 발목 아래에 고인 후 다른 발로 아킬레스건을 가볍게 누르면서 자극한다. 자극 정도는 〈약강도-약강도-중강도〉를 반복적으로 3회 이상 실시하는 것이 효과적이다.

☐ **운동방법2** : 발가락을 시술자의 발등에 세운 후 다른쪽 발로 뒤꿈치를 가볍게 누르면서 자극한다. 자극 정도는 약강도-약강도-중강도를 반복적으로 3회 이상 실시하는 것이 효과적이다.

☐ **운동효과** : 아킬레스건의 피로회복 및 발목인대의 통증 및 뒤꿈치 통증 완화에 도움을 준다.

☐ **자극점** : 뒤꿈치(태계)

☐ **고정방법** : 완전고정 운동

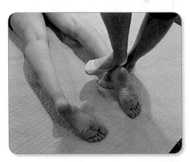
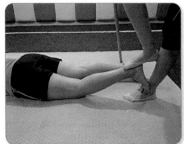

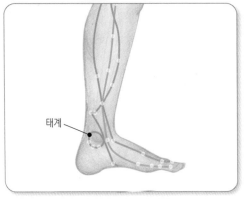
태계

2. 활정술 복와위 상체

 복와위-팔-손바닥-손목

□ **운동방법** : 손등을 바닥에 댄 후 손가락부터 손목을 누르면서 자극한다. 이때 지면 고정을 실시하여 자극을 주는 것이 바람직하며, 자극 정도는 〈약강도-약강도-중강 도〉를 반복적으로 3회 이상 실시하는 것이 효과적이다.

□ **운동효과** : 팔목이 쑤시거나 마비증상이 있을 경우 통증 완화에 효과적이다.

□ **자극점** : 손목부위(열결)

□ **고정방법** : 지면고정 운동

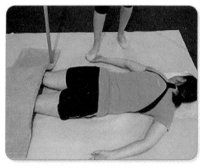 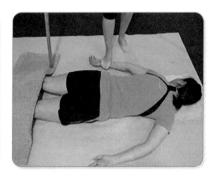

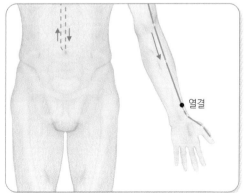

열결

복와위-팔-팔꿉관절-액와

☐ **운동방법** : 손등을 바닥에 댄 후 팔꿉관절부터 겨드랑이까지 누르면서 자극한다.
이때 지면고정을 실시하여 자극을 주는 것이 바람직하며, 자극 정도는 〈약강도-약
강도-중강도〉를 반복적으로 3회 이상 실시하는 것이 효과적이다.

☐ **운동효과** : 팔꿈치가 아프거나 팔을 들어올리기 힘들 때 자극을 주면 통증 완화에
효과적이다.

☐ **자극점** : 어깨부위(견료)

☐ **고정방법** : 지면고정 운동

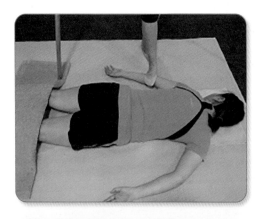
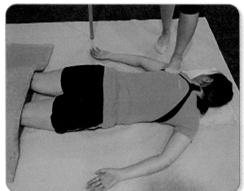
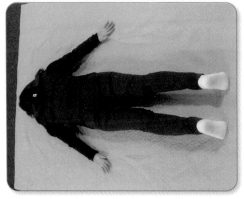
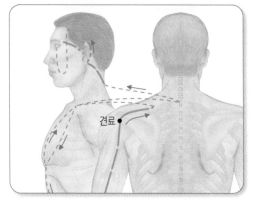

복와위-등-척추-허리

□ **운동방법** : 복와위 자세에서 지면고정을 한 후 등뼈부터 허리뼈까지 자극 운동을 한다. 등뼈부위는 발바닥으로 자극을 하고 허리뼈부위는 발 앞꿈치로 자극한다. 자극 정도는 〈약강도-약강도-중강도〉를 반복적으로 3회 이상 실시하는 것이 효과적이다.

□ **운동효과** : 어깨와 등의 통증 및 요 통증 완화에 효과적이다.

□ **자극점** : 척추부위(대추-지양-명문)

□ **고정방법** : 지면고정 운동

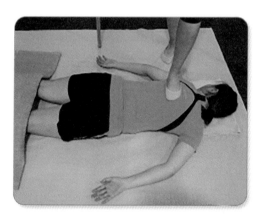
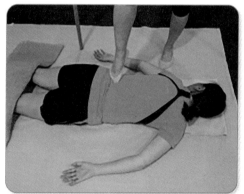
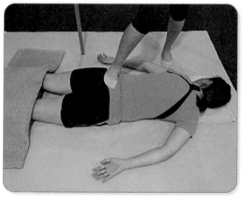
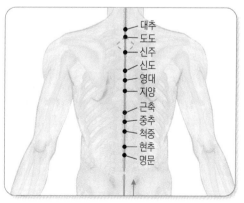

💡 복와위-팔-손바닥-손목

□ **운동방법** : 손등을 바닥에 댄 후 손가락부터 손목을 누르면서 자극한다. 이때 반고
정을 실시하여 자극을 주는 것이 바람직하며, 자극 정도는 〈약강도-약강도-중강도
〉를 반복적으로 3회 이상 실시하는 것이 효과적이다.

□ **운동효과** : 팔목이 쑤시거나 마비증상이 있을 경우 통증 완화에 효과적이다.

□ **자극점** : 손목부위(열결)

□ **고정방법** : 반고정 운동

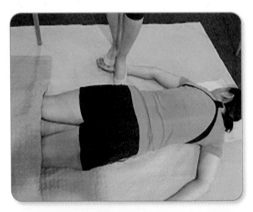
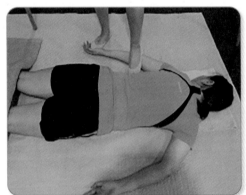
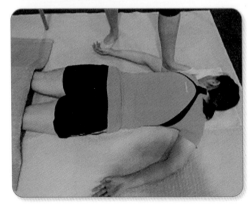
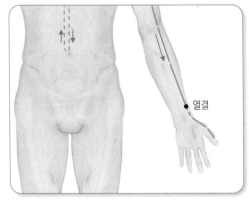

열결

복와위-팔-팔꿈관절-상완

☐ **운동방법** : 손등을 바닥에 댄 후 팔꿈관절을 반고정한 후 상완근을 누르면서 어깨 쪽으로 이동한다. 이때 반고정을 실시하여 자극을 주는 것이 바람직하며, 자극 정도는 〈약강도-약강도-중강도〉를 반복적으로 3회 이상 실시하는 것이 효과적이다.

☐ **운동효과** : 팔꿈관절이 쑤시거나 어깨가 결릴 경우 자극을 하면 통증 완화에 효과적이다.

☐ **자극점** : 어깨부위(견료)

☐ **고정방법** : 반고정 운동

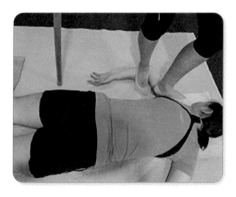
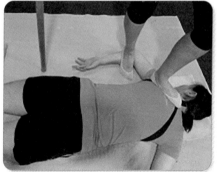
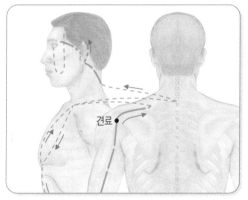

복와위－팔－팔꿈관절－등－허리

□ **운동방법** : 손등을 바닥에 댄 후 팔꿈관절을 반고정한 후 등을 누르면서 허리쪽으로 이동한다. 이때 반고정을 실시하여 자극을 주는 것이 바람직하며, 자극 정도는 〈약강도-약강도-중강도〉를 반복적으로 3회 이상 실시하는 것이 효과적이다.

□ **운동효과** : 팔꿈관절이 쑤시거나 어깨가 결릴 경우 자극을 하면 통증 완화에 효과적이다.

□ **자극점** : 허리부위(관원수, 대장수)

□ **고정방법** : 반고정 운동

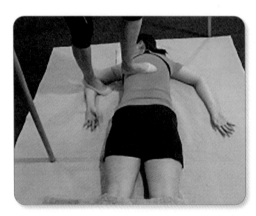 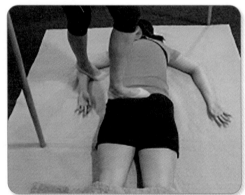

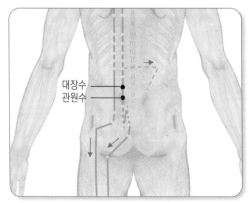

복와위-팔-손바닥-손목

□ **운동방법** : 손등을 바닥에 댄 후 손가락부터 손목을 누르면서 자극한다. 이때 반고
　정을 실시하여 자극을 주는 것이 바람직하며, 자극 정도는 〈약강도-약강도-중강도
　〉를 반복적으로 3회 이상 실시하는 것이 효과적이다.

□ **운동효과** : 팔목이 쑤시거나 마비증상이 있을 경우 통증 완화에 효과적이다.

□ **자극점** : 손목부위(양곡)

□ **고정방법** : 반고정 운동

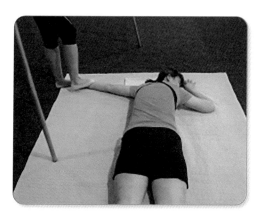 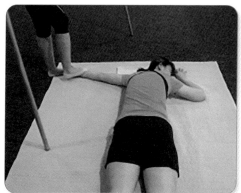

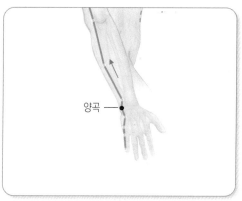

양곡

복와위-팔-손바닥-어깨

☐ **운동방법** : 손등을 바닥에 댄 후 손바닥을 반고정한 후 어깨에 자극한다. 이때 반고
    정을 실시하여 자극을 주는 것이 바람직하며, 자극 정도는 〈약강도-약강도-중강도
    〉를 반복적으로 3회 이상 실시하는 것이 효과적이다.

☐ **운동효과** : 어깨가 쑤시거나 마비증상이 있을 경우 통증 완화에 효과적이다.

☐ **자극점** : 어깨부위(견료)

☐ **고정방법** : 반고정 운동

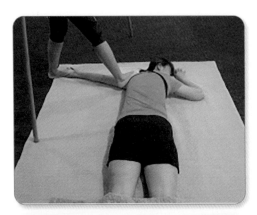

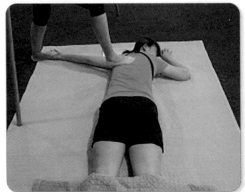

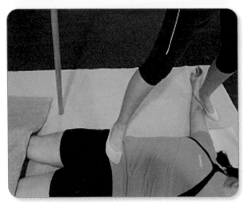

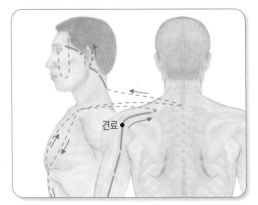

복와위 – 어깨

□ **운동방법** : 피술자는 복와위 자세로 엎드리고, 시술자는 지면고정을 실시하여 어깨뼈 주변을 발바닥으로 자극하는 것이 바람직하며, 자극 정도는 〈약강도-중강도-강강도〉를 반복적으로 3회 이상 실시하는 것이 효과적이다.

□ **운동효과** : 어깨가 쑤시거나 마비증상이 있을 경우 통증 완화에 효과적이다.

□ **자극점** : 어깨부위(천종)

□ **고정방법** : 지면고정 운동

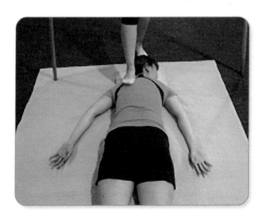
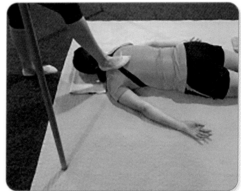

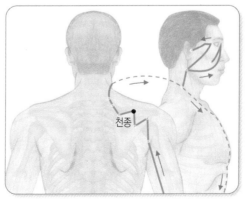

복와위 – 어깨

□ **운동방법** : 피술자는 복와위 자세로 엎드리고, 시술자는 지면고정을 실시하여 어깨
　　뼈 주변을 발꿈치나 앞꿈치로 다양하게 자극한다. 자극 정도는 〈약강도-중강도-약
　　강도〉를 반복적으로 3회 이상 실시하는 것이 효과적이다.

□ **운동효과** : 어깨 및 등 부위의 결림 현상이 있을 경우 통증 완화에 효과적이다.

□ **자극점** : 척추세움근(대저, 폐수, 궐음수)

□ **고정방법** : 지면고정 운동

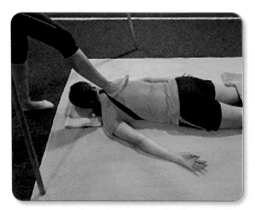 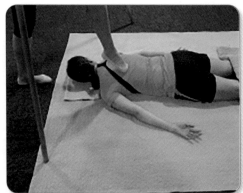

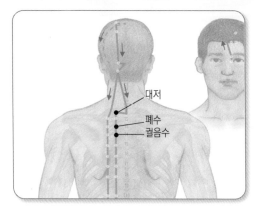

복와위 – 어깨

□ **운동방법** : 피술자는 복와위 자세로 엎드리고, 시술자는 지면고정을 실시하여 어깨 윗쪽(등세모근) 주변을 발꿈치로 번갈아 자극한다. 자극 정도는 〈약강도-중강도-약 강도〉를 반복적으로 3회 이상 실시하는 것이 효과적이다.

□ **운동효과** : 어깨 및 등 부위의 결림 현상이 있을 경우 통증 완화에 효과적이다.

□ **자극점** : 어깨(견정)

□ **고정방법** : 지면고정 운동

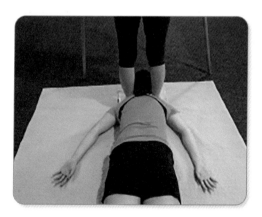
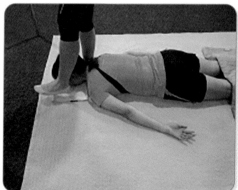

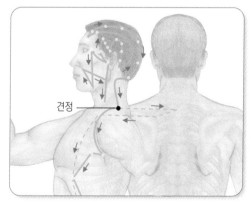

복와위–어깨

☐ **운동방법** : 피술자는 복와위 자세로 엎드리고, 시술자는 완전고정을 실시하여 어깨
관절 양쪽을 발바닥으로 누르면서 자극한다. 자극 정도는 〈약강도-중강도-약강도〉
를 반복적으로 3회 이상 실시하는 것이 효과적이다.

☐ **운동효과** : 어깨 및 등 부위의 결림 현상이 있을 경우 통증 완화에 효과적이다.

☐ **자극점** : 어깨부위 액와(견료)

☐ **고정방법** : 완전고정 운동

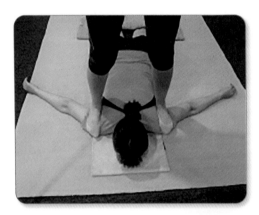
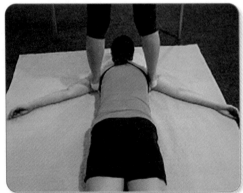
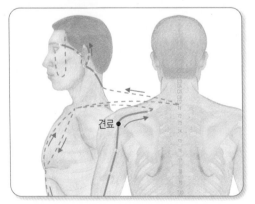

3. 활정술 앙와위 하체

 앙와위-다리-발목

☐ **운동방법** : 피술자의 아킬레스건아래에 발등을 대고 다른 발로 발가락 앞꿈치를 누르면서 자극한다. 또한 가쪽복사를 반고정한 후 앞꿈치를 눌러 자극을 한다. 관절부위는 빠르고 가볍게 자극하는 것이 효과적이다. 자극 정도는 〈약강도-중강도-약강도〉를 반복적으로 3회 이상 실시하는 것이 효과적이다.

☐ **운동효과** : 발목의 통증 완화 및 발가락이 아플 경우 통증을 억제하는 효과가 있다.

☐ **자극점** : 새끼발가락(태백)

☐ **고정방법** : 반고정 운동

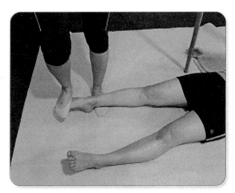 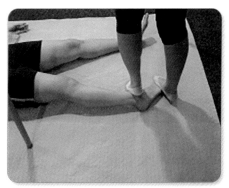

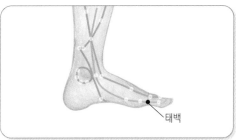
태백

앙와위–다리–발목

□ **운동방법** : 피술자의 발가락을 반고정한 후 발목에서 무릎사이의 정강뼈와 종아리
뼈 사이의 근육을 자극한다. 또한 무릎아래에 공간을 채울 수 있는 보조대를 고여
무릎이 움직이지 않도록 한다. 자극 정도는 〈약강도-중강도-약강도〉를 반복적으로
3회 이상 실시하는 것이 효과적이다.

□ **운동효과** : 발목과 다리의 통증 완화 및 피로감 회복에 효과가 있다.

□ **자극점** : 복사뼈에서 발날 쪽 새끼발가락(태백)

□ **고정방법** : 반고정 운동

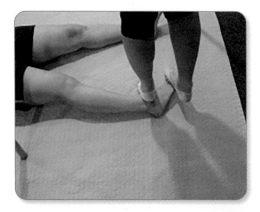 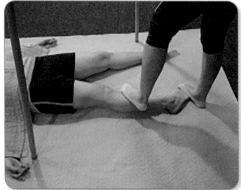

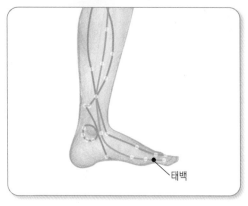

앙와위-다리-발목

☐ **운동방법** : 피술자의 발가락 또는 발목을 반고정한 후 넙다리를 자극하면서 올라간 다. 또한 무릎아래에 공간을 채울 수 있는 보조대를 고여 무릎이 움직이지 않도록 한다. 자극 정도는 〈약강도-중강도-약강도〉를 반복적으로 3회 이상 실시하는 것이 효과적이다.

☐ **운동효과** : 무릎의 통증 완화 및 요통 회복에 효과가 있다.

☐ **자극점** : 넙다리(복토)

☐ **고정방법** : 반고정 운동

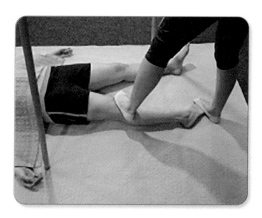
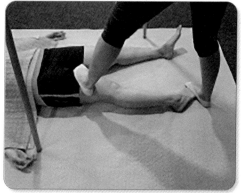
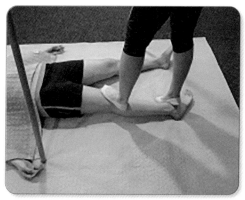
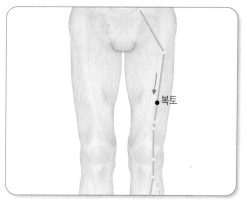

💡 앙와위-다리-대퇴-서혜

☐ **운동방법** : 피술자의 양쪽넙다리를 밟고 점점 서혜부 쪽으로 이동한다. 또한 무릎 아래에 공간을 채울 수 있는 보조대를 고여 무릎이 움직이지 않도록 한다. 자극 정도는 〈약강도-중강도-약강도〉를 반복적으로 3회 이상 실시하는 것이 효과적이다.

☐ **운동효과** : 넙다리의 통증 및 배뇨곤란에 효과가 있다.

☐ **자극점** : 넙다리(기문-음렴)

☐ **고정방법** : 완전고정 운동

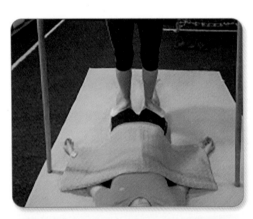
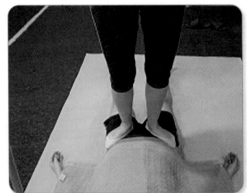
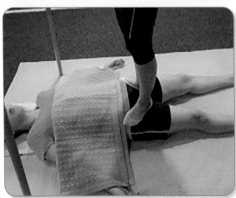
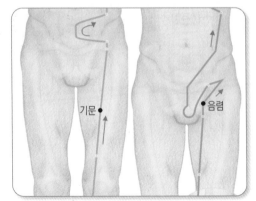

앙와위 - 다리 - 발목 - 무릎

☐ **운동방법** : 피술자의 다리를 바깥쪽으로 접은 후 발목 가쪽복사를 반고정한 후 자극한다. 관절부위는 빠르고 가볍게 자극하는 것이 효과적이다. 자극 정도는 〈약강도-중강도-약강도〉를 반복적으로 3회 이상 실시하는 것이 효과적이다.

☐ **운동효과** : 무릎통증 및 좌골신경통, 허리통증에 효과가 있다.

☐ **자극점** : 무릎 가쪽(양릉천)

☐ **고정방법** : 반고정 운동

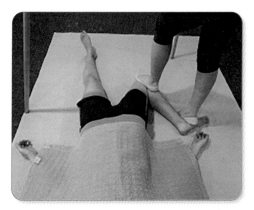 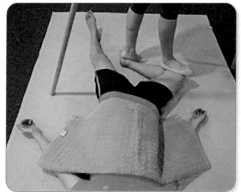

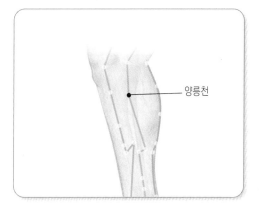

양릉천

앙와위-다리-발목-무릎

□ **운동방법** : 피술자의 한쪽다리를 무릎쪽에서 약간 접은 후 발목 안쪽복사를 반고정한 후 자극한다. 발목-무릎-서혜부인대-반대쪽 샅인대 순으로 천천히 발바닥으로 가볍게 자극하는 것이 효과적이다. 자극 정도는 〈약강도-중강도-강강도〉를 반복적으로 3회 이상 실시하는 것이 효과적이다.

□ **운동효과** : 무릎통증 및 배뇨곤란에 효과가 있다.

□ **자극점** : 무릎 안쪽(음릉천)

□ **고정방법** : 완전고정 운동

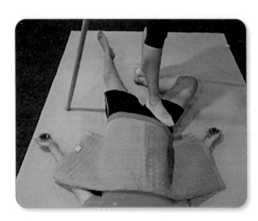
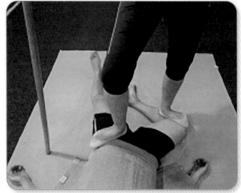
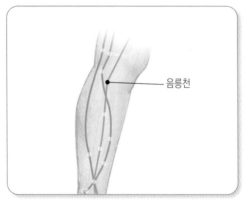

음릉천

앙와위-다리-발목-무릎

□ **운동방법** : 피술자의 한쪽다리를 접은 후 무릎 아래에 발바닥을 반고정한 후 자극한다. 발목부터 무릎까지 천천히 발바닥으로 가볍게 자극하는 것이 효과적이다. 자극 정도는 〈약강도-중강도-약강도〉를 반복적으로 3회 이상 실시하는 것이 효과적이다.

□ **운동효과** : 발목 및 무릎통증에 효과가 있다.

□ **자극점** : 무릎 안쪽(안오금, 바깥오금)

□ **고정방법** : 반고정 운동

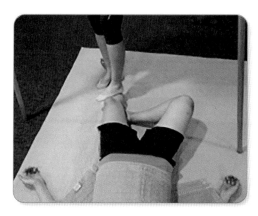 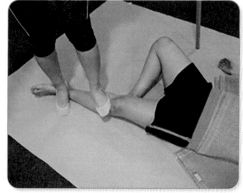

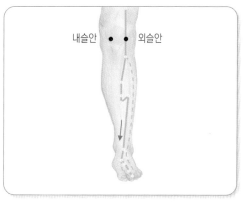

앙와위 – 다리 – 발목 – 무릎

□ **운동방법** : 피술자의 한쪽다리를 접은 후 무릎 아래에 발바닥을 고정한 후 자극한
　　다. 발목을 반고정한 후 무릎위 넙다리부터 샅인대까지 자극하는 것이 효과적이다.
　　자극 정도는 〈약강도-중강도-강강도〉를 반복적으로 3회 이상 실시하는 것이 효과
　　적이다.

□ **운동효과** : 다리근육 단련, 발목 및 넙다리 통증 및 배뇨에 효과가 있다.

□ **자극점** : 넙다리(혈해)

□ **고정방법** : 반고정 운동

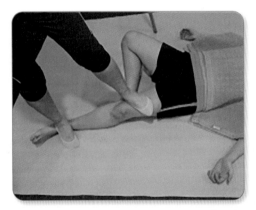 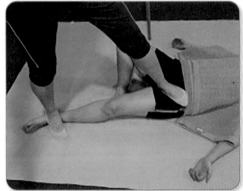

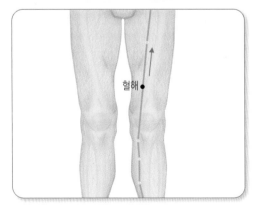

앙와위 – 다리 – 발목 – 무릎

□ **운동방법** : 피술자의 양쪽다리를 접어 발바닥을 붙인 후 시술자는 한발로 양 발목을 완전고정한 후 한발로 안쪽 무릎을 자극한다. 자극 정도는 〈약강도–중강도–중강도〉를 반복적으로 3회 이상 실시하는 것이 효과적이다.

□ **운동효과** : 다리 혈액순환 촉진 및 다리근육 단련, 발목 및 내측 무릎인대 통증에 효과가 있다.

□ **자극점** : 안쪽무릎인대(음곡)

□ **고정방법** : 완전고정 운동

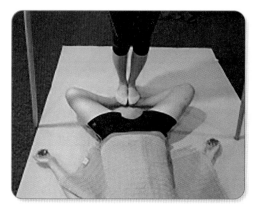 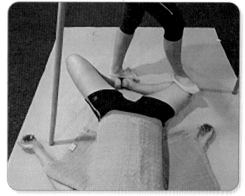

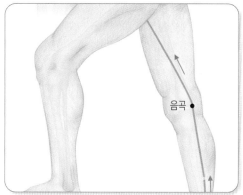

앙와위-다리-발목-무릎

□ **운동방법** : 피술자의 양쪽다리를 접은 후 발 바닥을 붙인 후 시술자는 한발로 양 발목을 완전고정한 후 한 발로 샅인대를 자극한다. 또한 안쪽 장딴지는 반고정으로 뒤꿈치로 자극을 하도록 한다. 자극 정도는 〈약강도-중강도-중강도〉를 반복적으로 3회 이상 실시하는 것이 효과적이다.

□ **운동효과** : 다리 혈액순환 촉진 및 다리근육 단련, 발목 및 안쪽 무릎인대 통증에 효과가 있다.

□ **자극점** : 샅인대(거료)

□ **고정방법** : 완전고정 운동

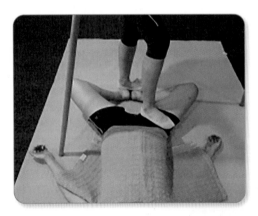 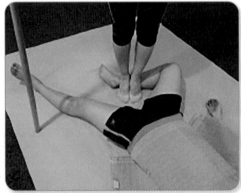

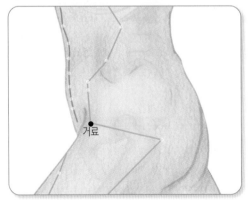

앙와위-다리-발목-무릎

□ **운동방법** : 피술자의 한쪽다리를 접은 후 시술자는 두발로 장딴지를 반고정으로 뒤꿈치부위로 자극을 하도록 한다. 자극 정도는 〈약강도-중강도-중강도〉를 반복적으로 3회 이상 실시하는 것이 효과적이다.

□ **운동효과** : 다리 혈액순환 촉진 및 다리근육 단련, 발목 및 안쪽 무릎인대 통증에 효과가 있다.

□ **자극점** : 샅인대(거료)

□ **고정방법** : 반고정 운동

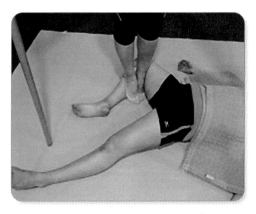 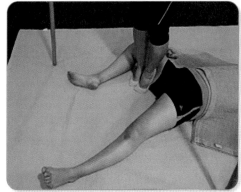

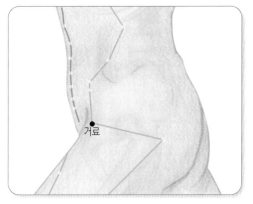

4. 활정술 앙와위 상체

💡 앙와위-팔-손바닥-손목

□ **운동방법** : 피술자의 손등을 바닥에 댄 후 손가락부터 손목을 누르면서 자극한다. 이때 지면고정을 실시하여 발바닥 반을 활용하여 자극을 주는 것이 바람직하며, 자극 정도는 〈약강도-약강도-약강도〉를 반복적으로 3회 이상 실시하는 것이 효과적이다.

□ **운동효과** : 가슴이 답답할 경우나 손목이 쑤시거나 마비증상이 있을 경우 통증 완화에 효과적이다.

□ **자극점** : 손목부위(신문)

□ **작용근 및 신경부위** : 위팔두갈래근 짧은갈래 및 손가락 신경

□ **고정방법** : 지면고정 운동

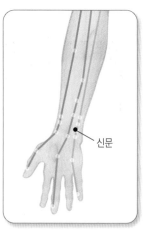

신문

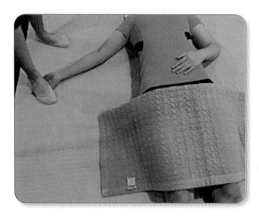

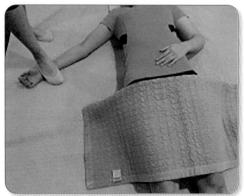

앙와위-팔-팔꿈관절-액와

□ **운동방법** : 피술자의 손등을 바닥에 댄 후 팔꿈관절부터 어깨부위를 누르면서 자극한다. 이때 지면고정을 실시하여 발바닥을 활용하여 자극을 주는 것이 바람직하며, 자극 정도는 〈약강도-약강도-약강도〉를 반복적으로 3회 이상 실시하는 것이 효과적이다.

□ **운동효과** : 팔꿈치 관절통 및 어지러움, 손목이 쑤시거나 마비증상이 있을 경우 통증 완화에 효과적이다.

□ **자극점** : 팔꿈관절부위(척택-극천)

□ **작용근 및 신경부위** : 위팔두갈래근 짧은갈래 및 손가락신경

□ **고정방법** : 지면고정 운동

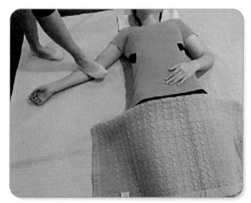 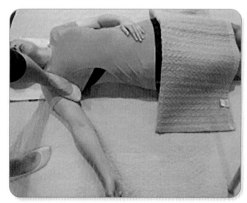

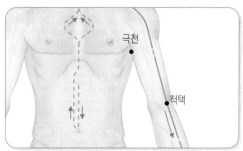

앙와위 – 팔 – 팔꿈관절 – 액와

☐ **운동방법** : 피술자의 손등을 바닥에 댄 후 팔꿈관절부터 어깨부위를 누르면서 자극 한다. 이때 지면고정을 실시하여 발바닥을 활용하여 자극을 주는 것이 바람직하며, 자극 정도는 〈약강도-약강도-약강도〉를 반복적으로 3회 이상 실시하는 것이 효과 적이다.

☐ **운동효과** : 팔꿈치 관절통 및 어지러움, 손목이 쑤시거나 마비증상이 있을 경우 통 증 완화에 효과적이다.

☐ **자극점** : 겨드랑이부위(천계)

☐ **고정방법** : 반고정 운동

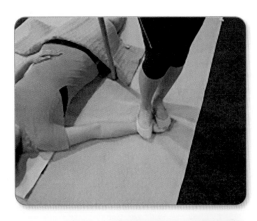

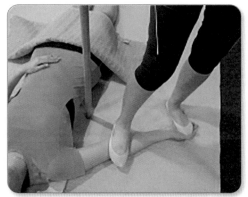

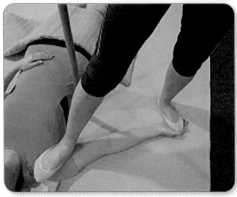

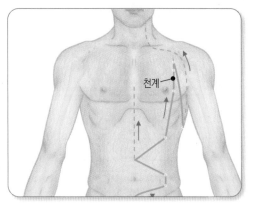

앙와위-팔-손목-팔꿉관절

□ **운동방법** : 피술자의 손등을 바닥에 댄 후 손목부터 팔꿉관절부위를 발로 누르면서 자극한다. 이때 반고정을 실시하여 발바닥을 활용하여 자극을 주는 것이 바람직하며, 자극 정도는 〈약강도-약강도-약강도〉를 반복적으로 3회 이상 실시하는 것이 효과적이다.

□ **운동효과** : 오십견, 팔꿈치 관절통 및 어지러움, 손목이 쑤시거나 마비증상이 있을 경우 통증 완화에 효과적이다.

□ **자극점** : 팔꿉관절부위(천정)

□ **고정방법** : 반고정 운동

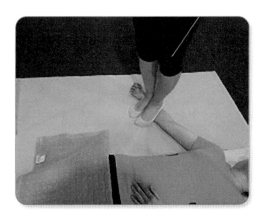

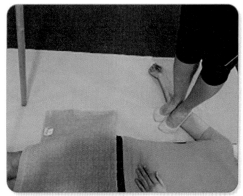

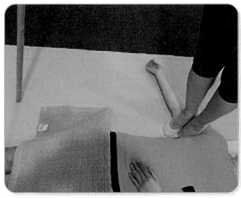

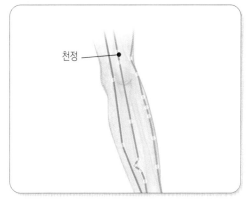

앙와위–팔–손목–팔꿈관절

□ **운동방법** : 피술자의 손바닥을 바닥에 댄 후 손가락부터 팔꿈관절부위를 발로 누르면서 자극한다. 이때 반고정을 실시하여 발바닥을 활용하여 자극을 주는 것이 바람직하며, 자극 정도는 〈약강도-약강도-약강도〉를 반복적으로 3회 이상 실시하는 것이 효과적이다.

□ **운동효과** : 머리가 무겁고, 열이 날 경우, 오십견, 팔꿈치 관절통 및 어지러움, 손목이 쑤시거나 마비증상이 있을 경우 통증 완화에 효과적이다.

□ **자극점** : 팔꿈관절부위(곡지)

□ **작용근 및 신경부위** : 부리위팔근 및 겨드랑신경

□ **고정방법** : 반고정 운동

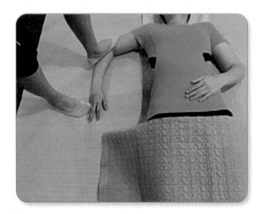 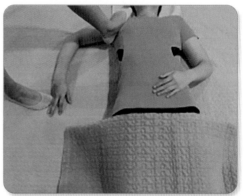

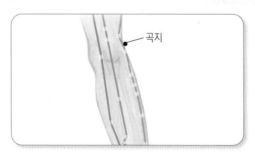
곡지

앙와위-팔-손목-팔꿉관절

□ **운동방법** : 피술자의 손바닥을 바닥에 댄 후 팔꿉관절부터 윗쪽팔부위를 발로 누르면서 자극한다. 또한 양발로 어깨아래를 동시에 완전고정으로 자극을 주는 것이 바람직하며, 자극 정도는 〈약강도-약강도-약강도〉를 반복적으로 3회 이상 실시하는 것이 효과적이다.

□ **운동효과** : 머리가 무겁고, 열이 날 경우, 오십견, 팔꿈치 관절통 및 어지러움, 손목이 쑤시거나 마비증상이 있을 경우 통증 완화에 효과적이다.

□ **자극점** : 팔꿉관절부위(극천)

□ **고정방법** : 완전고정 운동

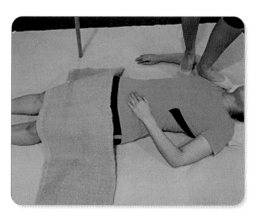
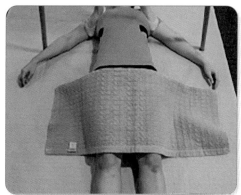
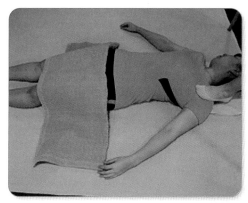
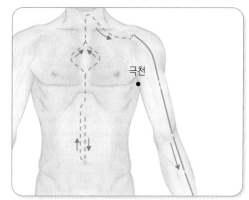

5. 활정술 측와위 하체

 측와위-다리-발목

□ **운동방법** : 피술자의 몸을 측면으로 누운 후 다리를 뻗은 후 아래 다리를 접어 발목을 무릎아래에 고인 후 시술자는 가쪽복사부위를 가볍고 빠르게 누르면서 자극한다. 이때 반고정을 실시하여 발바닥을 활용하여 자극을 주는 것이 바람직하며, 자극 정도는 〈약강도-약강도-약강도〉를 반복적으로 3회 이상 실시하는 것이 효과적이다.

□ **운동효과** : 목과 어깨가 뻐근할 경우, 발목통증이 있을 경우 통증 완화에 효과적이다.

□ **자극점** : 발목관절부위(곤륜-중봉)

□ **작용근 및 신경부위** : 장딴지근 및 종아리신경

□ **고정방법** : 반고정 운동

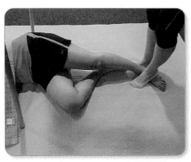 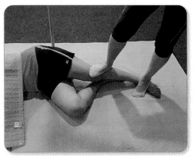

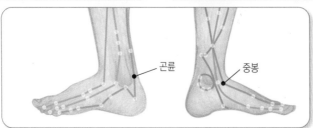

곤륜   중봉

측와위–다리–발목

□ **운동방법** : 피술자의 몸을 측면으로 누운 후 다리를 뻗은 후 아래 다리를 접어 발목을 무릎아래에 고인 후 시술자는 발목을 반고정한 후 측면 넙다리를 가볍게 누르면서 자극한다. 다음으로 발목을 자극하던 발로 피술자의 안쪽무릎을 완전고정점으로 전환한 후 자극을 주는 것이 바람직하며, 자극 정도는 〈약강도-중강도-약강도〉를 반복적으로 3회 이상 실시하는 것이 효과적이다.

□ **운동효과** : 정강뼈 및 종아리뼈 통증, 좌골신경통 발목통증이 있을 경우 통증 완화에 효과적이다.

□ **자극점** : 무릎안쪽부위(곡천)

□ **고정방법** : 반고정 운동, 완전고정 운동

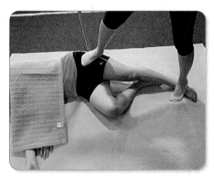 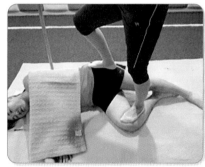

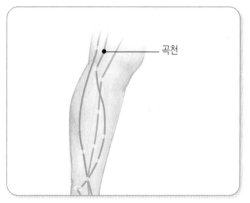

곡천

측와위-다리-내슬

□ **운동방법** : 피술자의 몸을 측면으로 누운 후 다리를 뻗은 후 아래 다리를 접어 발목을 무릎아래에 고인 후 시술자는 접은 다리 안쪽 무릎부위를 두발로 누르면서 자극한다. 다음으로 안쪽 무릎과 반대쪽 어깨부위를 밀면서 자극을 주는 것이 바람직하며, 자극 정도는 〈약강도-중강도-약강도〉를 반복적으로 3회 이상 실시하는 것이 효과적이다.

□ **운동효과** : 무릎통증 및 어깨 결림의 통증 완화에 효과적이다.

□ **자극점** : 무릎안쪽부위(곡천)

□ **고정방법** : 완전고정 운동

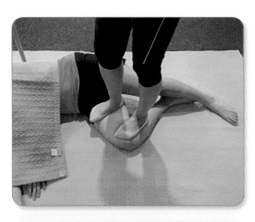

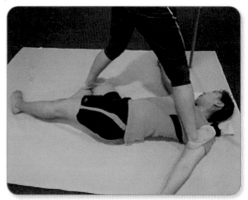

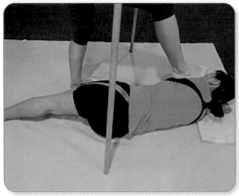

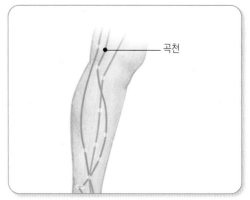

곡천

측와위-다리-발목

□ **운동방법** : 피술자의 몸을 측면으로 누운 후 두 다리를 모아 약간 접은 후 시술자는 발목을 반고정한 후 무릎과 골반을 누르면서 자극한다. 다음으로 바깥쪽 무릎과 측면 골반부위를 가볍게 자극한다. 자극 정도는 〈약강도-중강도-약강도〉를 반복적으로 3회 이상 실시하는 것이 효과적이다.

□ **운동효과** : 무릎통증 및 골반교정, 통증 완화에 효과적이다.

□ **자극점** : 무릎바깥쪽부위(외슬안)

□ **고정방법** : 반고정 운동, 완전고정 운동

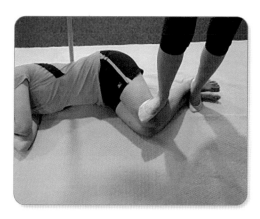

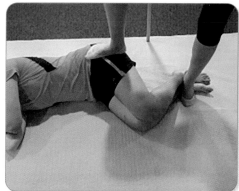

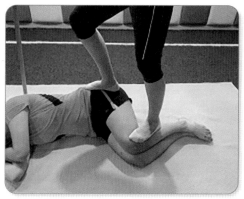

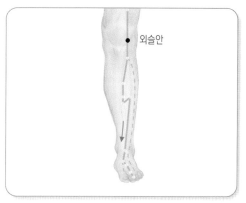

외슬안

앙와위-다리-발목

□ **운동방법** : 피술자의 몸을 앙와위자세로 누운 후 무릎을 세워 모은 후 시술자의 두 발로 발등을 앞과 뒤로 밟으며 자극한다. 자극 정도는 〈약강도-중강도-약강도〉를 반복적으로 3회 이상 실시하는 것이 효과적이다.

□ **운동효과** : 눈이 피곤하거나 가슴이 답답할 때 효과적이다.

□ **자극점** : 발등바깥쪽부위(족임읍)

□ **고정방법** : 반고정 운동

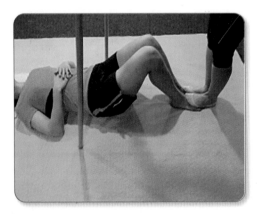 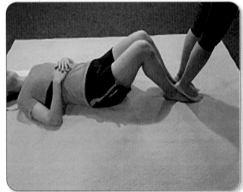

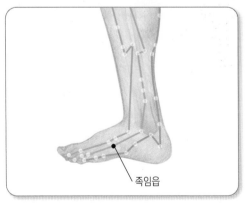

족임읍

앙와위−다리−발목

□ **운동방법** : 피술자의 몸을 앙와위자세로 누운 후 무릎을 세워 모은 후 시술자의 한발로 두발을 고정 한 후 양무릎을 옆으로 밀면서 자극을 한다. 이때, 피술자는 시술자가 미는 반대쪽으로 미는 동작을 하면 근반사효과를 볼 수 있다. 자극 정도는 〈약강도-중강도-약강도〉를 반복적으로 3회 이상 실시하는 것이 효과적이다.

□ **운동효과** : 무릎통증 완화에 효과적이다.

□ **자극점** : 무릎바깥쪽부위(외슬안)

□ **고정방법** : 반고정 운동

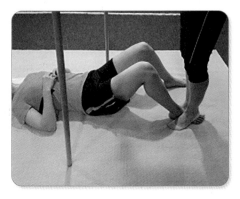 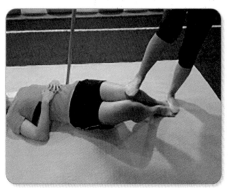

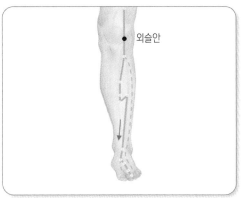

외슬안

앙와위-다리-발목

□ **운동방법** : 피술자의 몸을 앙와위자세로 누운 후 무릎을 세워 모은 후 시술자의 한 발을 피술자의 발아래에 놓고 다른 발은 발가락을 누르면서 자극한다. 자극 정도는 〈약강도-중강도-약강도〉를 반복적으로 3회 이상 실시하는 것이 효과적이다.

□ **운동효과** : 두통 및 눈의 피로, 가슴이 답답할 경우 통증 완화에 효과적이다.

□ **자극점** : 발가락바깥쪽부위(족규음)

□ **고정방법** : 반고정 운동

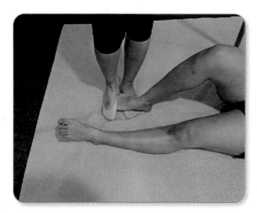 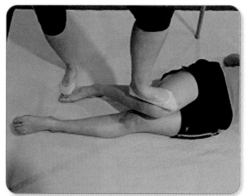

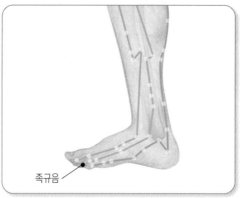

족규음

저자 소개

김 공

동신대학교 체육학박사
충북대학교 의용생체공학박사
광주광역시사이클연맹 회장
대한장애인배구협회 이사
시사매거진 사장
전 동신대학교 운동처방학과 교수
    대한체조협회 이사
    대통령직속 국가균형발전위원회 국민소
    통특별위원회 위원

이기세

경찰학 박사/체육학박사/스포츠의학박사(명)
전 우석대 경호비서학과 교수
    경찰종합학교 외래교수
    경찰교육원 외래교수
    인천대학교 대학원 외래교수
    초당대학교 대학원 외래교수
현 인천광역시 체육회 공정위원
    평택시 체육회 정책위원
    국제대학교 스포츠지도학과 학과장
    국제대학교 스포츠학부 학부장
    국제대학교 체육진흥센터장

장동수

체육학박사
전 국제대학교 겸임교수
현 인천대학교 초빙교수
    국제대학교 스포츠학부 외래교수
    인천광역시 사격연맹전무이사

공선택

명지대 석사
전 국제대학교 스포츠헬스과 초빙교수
현 국제대학교 킥복싱부 감독
    국제대학교 스포츠학부 초빙교수

김형준

체육학박사
전 건양대학교 대우교수
    배제대학교 레저스포츠과 강사
    대한민국 배드민턴 국가대표
현 국제대학교 스포츠학부 초빙교수

정운민

명지대학교 석사
현 국제대학교 탁구부 감독
    국제대학교 스포츠학부 초빙교수

이창섭

체육학석사
현 국제대학교 겸임교수
    팀혼 회장
    국제대학교 주짓수부 단장

유진안

한국체육대학교 석,박사(수료)
현 국제대학교 겸임교수
    국제대학교 주짓수부 감독
    한국체육대학교 대학원 외래교수

이용완

명지대학교 석사
현 평생교육기구 이사
    국제대학교 스포츠학부 외래교수

노미원

명지대학교 석사
현 묘가협회 회장
    활정술 협회 회장
    국제대학교 스포츠학부 외래교수

서범상

명지대학교 석사
전 호평검도관 관장
    와부고등학교 검도지도사범
    호평체육문화센터 강사
    대한검도회 심판위원
현 국제대 검도부 감독

이상일

명지대학교 석사
현 평택시 체육회 합기도 회장
    국제대학교 스포츠학부외래교수
    국제대학교 합기도부 감독

표윤화

석사과정
현 성형비만 교육강사
    피부자격증과정 교육강사
    림프드레니쥐 교육강사
    MBC아카데미뷰티스쿨 구미캠퍼스 에스
    테틱 담당강사
    국제대학교 뷰티디자인 학과 외래교수